I0704727

Autophagie

Intelligence Biologique et Pouvoir Ancestral de notre Organisme

Découvrez comment ralentir le processus de vieillissement et combattre naturellement la prise de poids, l'obésité, le diabète, le cancer et les maladies dégénératives en activant le pouvoir inné de votre corps.

Faites-vous au passage une silhouette élancée et fine ou avec des muscles plus définis, tout en conservant une vitalité durable pour une vie longue et saine.

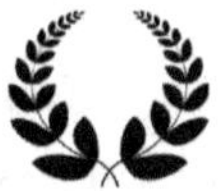

Dr. Stephens Fung

Par ailleurs, bien que les informations présentées dans ce livre soient basées sur des recherches sérieuses et avérées, elles ne sauraient remplacer les conseils et prescriptions d'un professionnel de santé qualifié. La lecture de ce livre ne dispense en aucun cas du respect des prescriptions médicales, du suivi de traitements ou de la prise de médicaments prescrits par votre médecin.

Note de l'auteur

À vous qui tenez ce livre entre les mains, il est essentiel de souligner l'importance cruciale du sujet qui y est abordé. Les pages qui suivent ne se contentent pas de présenter des concepts scientifiques, mais dévoilent une réalité biologique fondamentale : l'intelligence ancestrale de notre organisme. Cette force, présente en chacun de nous, est capable de régénérer nos cellules, de combattre les maladies les plus redoutées, et de préserver une vitalité durable.

Bien que largement méconnue, l'autophagie représente une clé déterminante pour maîtriser notre bien-être. Ce mécanisme naturel, actif en nous depuis la nuit des temps, joue un rôle primordial dans la sauvegarde de notre santé et de notre longévité. Dans un monde où le rythme effréné et les choix de vie modernes mettent à mal notre équilibre intérieur, la compréhension et l'application des principes développés dans ces pages vous offriront les outils nécessaires pour retrouver ce précieux équilibre.

Le contenu de ce livre va au-delà de simples recommandations ; il offre une perspective nouvelle sur la manière de préserver et d'optimiser notre corps et notre esprit face aux défis contemporains.

Il s'agit d'une exploration approfondie des mécanismes naturels qui sous-tendent la santé humaine, permettant ainsi de ralentir le processus de vieillissement et de construire une existence marquée par une vitalité et une résilience exceptionnelles.

Enfin, chaque page de ce livre n'aurait pas le même sens sans vous. Vos impressions, réflexions, et témoignages seront précieux, car ils enrichiront non seulement ce travail, mais également le parcours de ceux qui le suivront. Votre voix apportera une lumière nouvelle et guidera d'autres sur ce chemin de découverte.

Un grand merci, du fond du cœur, pour chaque mot que vous partagerez et pour la trace que vous laisserez à votre tour.

Que cette lecture soit pour vous une source d'inspiration et de transformation profonde.

Sommaire

Introduction

Pouvez-vous imaginer qu'un petit mammifère, de quelques centimètres tout au plus, puisse défier les lois de la biologie, là où tâtonnent toujours les êtres humains, malgré toutes leurs avancées technologiques ?

Tandis que ses congénères, la plupart des rats, traversent rapidement les phases de la vie pour finalement succomber aux ravages du temps en seulement deux ou trois ans, ce spécimen particulier, appelé rat-taupe nu, échappe à ce destin commun. Pendant plusieurs décennies, vivant parfois bien au-delà de trente ans, il conserve une vitalité étonnante, sans jamais montrer le moindre signe de déclin physique. Il ne connaît ni l'obésité, ni le cancer, ni les maladies dégénératives, et sa force, aussi physique que mentale, demeure toujours intacte. À l'échelle humaine, ce serait comme si nous pouvions vivre six ou sept siècles en pleine santé, avec un corps toujours vigoureux et une résistance remarquable aux affections qui touchent inévitablement la plupart des êtres vivants.

Ce phénomène intrigue les scientifiques depuis des décennies. Comment un organisme peut-il se préserver si efficacement, repoussant les limites de ce que nous croyons possible ? La réponse réside dans une forme d'intelligence biologique millénaire, un processus naturel qui permet au rat-taupe nu de se régénérer, de se protéger contre l'accumulation de dommages cellulaires, et de maintenir une santé impeccable tout au long de sa vie. Ce mécanisme de survie, que ce petit mammifère a perfectionné, pourrait bien être la clé d'une nouvelle ère pour l'humanité, offrant des perspectives fascinantes pour prolonger notre propre existence tout en améliorant la qualité de notre vie.

En effet, notre corps possède lui aussi cette capacité innée à se réparer et à se régénérer, un potentiel souvent sous-estimé mais extraordinairement puissant. En activant ce processus naturel, il devient possible de contrer non seulement les signes visibles du temps, mais aussi de résister aux maladies chroniques telles que le diabète, l'obésité, les maladies cardiovasculaires, et même certains cancers. Plus encore, ces mécanismes permettent de modeler notre corps à notre guise, de maintenir une musculature dense et bien définie, ou de conserver une silhouette svelte et harmonieuse, en adéquation avec nos aspirations de bien-être physique et mental.

Ce livre se propose d'explorer en profondeur cette intelligence biologique, ce trésor de notre héritage évolutif, pour dévoiler comment nous pouvons, nous aussi, exploiter ce processus naturel pour transformer notre vie. En comprenant les mécanismes sous-jacents qui permettent au rat-taupe nu de prospérer dans des conditions qui seraient impensables pour d'autres espèces, nous pouvons découvrir des moyens inédits de vivre plus longtemps, en meilleure santé, et avec une énergie renouvelée. Ce voyage au cœur de notre biologie innée ouvre la voie à une approche révolutionnaire de la santé et du bien-être, révélant un potentiel que l'humanité commence tout juste à entrevoir.

Les défis du temps

Au fil des années, notre corps traverse des transformations profondes, influencées par une multitude de facteurs biologiques et environnementaux. Ces changements, bien qu'inévitables, sont le résultat de processus complexes au niveau cellulaire et moléculaire. Avec le temps, les cellules subissent des dommages qui s'accumulent et altèrent progressivement le bon fonctionnement de nos organes et de nos systèmes biologiques. Parmi ces altérations, on observe une diminution de la capacité des tissus à se régénérer, ce qui peut affecter la vitalité globale, la performance physique et la résistance aux diverses agressions extérieures.

L'un des aspects les plus marquants de ces transformations est la tendance à prendre du poids au fil des années. Ce phénomène est largement influencé par un ralentissement naturel du métabolisme, souvent accompagné d'une perte progressive de masse musculaire, un processus connu sous le nom de sarcopénie. Les muscles, étant de grands consommateurs d'énergie, voient leur volume et leur efficacité diminuer, réduisant ainsi la dépense calorique au repos. En parallèle, les modifications hormonales, telles que la diminution des niveaux d'œstrogènes chez les femmes et de testostérone chez les hommes, favorisent une accumulation de graisses, en particulier autour de l'abdomen. Cette redistribution des graisses, couplée à une dépense énergétique moindre, conduit à une prise de poids même en l'absence de changements alimentaires significatifs.

Avec l'avancée en âge, maintenir un mental alerte et une énergie constante devient également plus difficile. Les capacités cognitives peuvent être affectées par l'accumulation de toxines et de protéines mal repliées dans le cerveau, entraînant une diminution de la concentration, une fatigue mentale accrue et une réduction de la réactivité intellectuelle. Cette baisse de performance mentale s'accompagne souvent d'une moindre motivation à participer à des activités stimulantes, tant physiques qu'intellectuelles, créant un cercle vicieux où l'inactivité renforce la perte de vitalité.

En outre, le système immunitaire, essentiel à la protection contre les infections et les maladies, tend à devenir moins efficace avec le temps. Ce phénomène, appelé immunosénescence, se manifeste par une diminution de la production de cellules immunitaires et une réponse moins efficace aux agressions extérieures. Par conséquent, les individus sont plus susceptibles de contracter des infections et de subir des complications, même suite à des affections mineures. Ce déclin de l'immunité est souvent lié à l'accumulation de cellules sénescentes qui, en libérant des substances inflammatoires, contribuent à un état inflammatoire chronique, préjudiciable à l'ensemble de l'organisme.

Face à ces défis liés à l'avancée en âge, la science a récemment mis en lumière un processus biologique révolutionnaire qui pourrait transformer notre approche de la santé et du bien-être. Ce mécanisme, qui permet à notre corps de se purifier, de se réparer et de se régénérer de l'intérieur, pourrait bien offrir la clé pour contrer les effets du temps. En activant ce processus naturel, il serait possible non seulement de ralentir ces transformations, mais aussi de retrouver une vitalité perdue, de maintenir un poids optimal et de renforcer notre système immunitaire. Cette découverte ouvre de nouvelles perspectives pour prolonger la vie en bonne santé et préserver la jeunesse intérieure et extérieure, indépendamment de l'âge.

Autophagie

Le terme *autophagie* trouve son origine dans le grec ancien, où *auto* signifie *soi-même* et *phagie* se traduit par *manger*. En d'autres termes, il désigne littéralement le fait de *se manger soi-même*. Plus précisément, l'autophagie est le processus par lequel une cellule *mange* ses propres composants.

Origines et découverte

L'autophagie a été observée pour la première fois dans les années 1960, mais ce n'est que bien plus tard que son importance a été pleinement reconnue. En 2016, le prix Nobel de physiologie ou médecine a été décerné à Yoshinori Ohsumi pour ses recherches pionnières sur les mécanismes de l'autophagie. Ses travaux ont révélé comment ce processus fonctionne au niveau cellulaire, offrant de nouvelles perspectives sur le maintien de la santé et la prévention des maladies.

Processus de l'autophagie

L'autophagie est un processus complexe et essentiel qui permet aux cellules de se décomposer et de recycler leurs composants endommagés ou inutiles. Voici un aperçu détaillé de ce processus fascinant.

1. Initiation

L'autophagie commence par la formation d'une membrane isolante appelée phagophore. Cette membrane provient principalement du réticulum endoplasmique, une structure cellulaire impliquée dans la synthèse des protéines et des lipides. Le phagophore se courbe progressivement et s'étend pour englober les composants cellulaires ciblés pour la dégradation, tels que les protéines mal repliées, les organites endommagés (comme les mitochondries défectueuses), et même les agents pathogènes intracellulaires.

2. Formation de l'autophagosome

Lorsque le phagophore entoure complètement les éléments à dégrader, il se ferme pour former une vésicule à double membrane appelée autophagosome. L'autophagosome est une structure transitoire qui protège les composants cellulaires à dégrader des autres parties de la cellule, permettant une dégradation ciblée et efficace. Cette étape est cruciale car elle assure que seuls les composants endommagés ou superflus sont isolés pour être recyclés.

3. Fusion avec le lysosome

L'étape suivante est la fusion de l'autophagosome avec un lysosome, une vésicule riche en enzymes digestives. Le lysosome est souvent décrit comme l'estomac de la cellule en raison de sa capacité à dégrader une vaste gamme de biomolécules. Cette fusion crée une nouvelle structure appelée autolysosome. C'est dans cet environnement que les enzymes lysosomales commencent à décomposer les composants encapsulés par l'autophagosome.

4. Dégradation et recyclage

À l'intérieur de l'autolysosome, les enzymes lysosomales hydrolysent les macromolécules en leurs constituants de base : les protéines en acides aminés, les lipides en acides gras, et les glucides en sucres simples. Ces molécules simples sont ensuite transportées hors de l'autolysosome et réutilisées par la cellule pour diverses fonctions métaboliques, telles que la production d'énergie, la synthèse de nouvelles protéines et la réparation cellulaire. Ce recyclage permet à la cellule de maintenir son intégrité fonctionnelle et de s'adapter à des conditions de stress.

Rôles physiologiques de l'autophagie

L'autophagie joue un rôle central dans le maintien de l'homéostasie cellulaire et a des implications profondes pour la santé et la longévité.

1. Nettoyage cellulaire

L'autophagie est souvent décrite comme le système de gestion des déchets de la cellule. Elle permet l'élimination des protéines mal repliées et des organites endommagés, tels que les mitochondries défectueuses. En dégradant et recyclant ces composants, l'autophagie prévient l'accumulation de déchets cellulaires qui pourraient autrement interférer avec les fonctions cellulaires normales et contribuer à des maladies dégénératives. Ce processus de nettoyage est essentiel pour maintenir la qualité des composants cellulaires et la fonction optimale des cellules.

2. Adaptation au stress

L'autophagie est activée en réponse à divers types de stress, notamment la privation de nutriments, l'hypoxie et les dommages cellulaires. En période de jeûne ou de famine, l'autophagie permet aux cellules de survivre en recyclant leurs propres composants pour fournir des acides aminés et des acides gras nécessaires à la production d'énergie et à la synthèse de nouvelles molécules. Ce mécanisme de survie est crucial pour l'adaptation des cellules à des conditions environnementales défavorables et pour la conservation de l'énergie cellulaire.

3. Réponse immunitaire

L'autophagie joue un rôle important dans la défense immunitaire. Elle aide à dégrader et à éliminer les agents pathogènes intracellulaires, tels que les bactéries et les virus, ce qui est essentiel pour prévenir les infections. De plus, l'autophagie régule les réponses inflammatoires en dégradant les composants cellulaires impliqués dans les processus inflammatoires, contribuant ainsi à la résolution de l'inflammation et à la prévention des maladies inflammatoires chroniques.

4. Prévention des maladies

L'autophagie a des effets protecteurs contre diverses maladies, y compris les cancers, les maladies neurodégénératives, et les maladies métaboliques. En éliminant les protéines toxiques et les organites endommagés, l'autophagie réduit le risque de mutations et d'anomalies cellulaires qui peuvent conduire au cancer. De plus, en régulant les niveaux de protéines et d'organites, l'autophagie aide à prévenir l'accumulation de substances nocives associées aux maladies neurodégénératives comme la maladie d'Alzheimer et la maladie de Parkinson.

5. Longévité

Des études ont montré que l'activation de l'autophagie peut prolonger la durée de vie en améliorant la santé cellulaire et en retardant les processus de vieillissement. Les interventions qui augmentent l'autophagie, telles que le jeûne et l'exercice physique, favorisent une meilleure élimination des déchets cellulaires et la réparation des dommages, ce qui conduit à une meilleure fonctionnalité des cellules et des tissus. L'autophagie aide à maintenir l'intégrité cellulaire, réduit l'inflammation chronique et améliore la résistance au stress, tous des facteurs associés à une vie plus longue et en meilleure santé.

L'autophagie est un mécanisme essentiel pour la survie et la santé des cellules. En éliminant les composants endommagés, en recyclant les nutriments, en régulant les réponses immunitaires et inflammatoires, et en prévenant diverses maladies, l'autophagie joue un rôle clé dans le maintien de l'homéostasie cellulaire. En comprenant et en activant ce processus par des pratiques telles que le jeûne et l'exercice physique, nous pouvons améliorer notre santé globale et augmenter notre longévité.

Activation de l'autophagie

Pour activer et bénéficier sainement de l'autophagie, il est crucial d'explorer diverses méthodes, notamment le jeûne et l'exercice physique, qui jouent un rôle essentiel dans la modulation de ce processus cellulaire vital.

Les restrictions caloriques contrôlées sont des stratégies efficaces pour activer l'autophagie. Ces méthodes modifient le métabolisme cellulaire, encourageant ainsi la dégradation des protéines et des organites défectueux, tout en favorisant la régénération cellulaire. De même, l'exercice physique, en particulier lorsqu'il est pratiqué avec intensité, peut induire une forme d'hypoxie saine et contrôlée, stimulant ainsi l'autophagie de manière bénéfique pour l'organisme.

Cet ouvrage explorera en profondeur l'interaction entre le jeûne, l'hypoxie et l'autophagie, mettant l'accent sur les méthodes sûres et efficaces pour optimiser ces processus biologiques essentiels. En comprenant comment ces approches influencent positivement l'autophagie, nous pourrons intégrer ces pratiques dans un mode de vie équilibré, favorisant ainsi une meilleure santé et un vieillissement lent pour une vie plus longue.

Partie 1

Le jeûne

Les repas rythment notre quotidien, avec trois repas principaux et des collations. Pourtant, des études récentes suggèrent que la privation contrôlée de nourriture peut être bénéfique. Les recherches montrent également que notre corps est naturellement conçu pour jeûner pendant de longues périodes, car il peut survivre sans nourriture pendant plusieurs semaines, utilisant d'abord ses réserves de glucides, puis ses réserves de lipides.

C'est une pratique millénaire ancrée dans de nombreuses traditions religieuses et souvent perçue comme un moyen de purifier le corps et l'esprit. Ces dernières années pourtant, la science a commencé à explorer les véritables bienfaits de cette pratique, qui consiste à s'abstenir volontairement de consommer de la nourriture et, parfois, des boissons pendant une période déterminée.

Plusieurs raisons : thérapeutiques, de bien-être, religieuses ou spirituelles, poussent des individus à pratiquer le jeûne. Ce dernier peut varier en durée et en type, allant de quelques heures à plusieurs jours, et inclure des formes spécifiques telles que le jeûne intermittent ou prolongé. Mais le jeûne est surtout étudié, aujourd'hui, pour ses effets bénéfiques sur la santé, notamment la stimulation de l'autophagie, la perte de poids, et l'amélioration des fonctions métaboliques.

Les bienfaits du jeûne ?

Le jeûne affecte profondément notre organisme de plusieurs manières bénéfiques, bien que ses effets exacts puissent varier selon la durée et le type de jeûne pratiqué.

1. La réduction de l'insuline

L'insuline est une hormone essentielle produite par les cellules bêta du pancréas. Elle joue un rôle crucial dans la régulation du métabolisme des glucides, des lipides et des protéines. Son action principale est de permettre l'entrée du glucose dans les cellules, où il est utilisé comme source d'énergie ou stocké sous forme de glycogène dans le foie et les muscles.

Rôle de l'insuline dans le métabolisme

1. Régulation du glucose sanguin

L'insuline est indispensable pour maintenir des niveaux de glucose sanguin stables. Après un repas, les niveaux de glucose dans le sang augmentent. En réponse, le pancréas sécrète de l'insuline, ce qui permet au glucose de pénétrer dans les cellules et de fournir de l'énergie, tout en réduisant la concentration de glucose dans le sang.

2. stockage de l'énergie

L'insuline facilite le stockage de l'énergie excédentaire. Le glucose qui n'est pas immédiatement utilisé pour produire de l'énergie est converti en glycogène dans le foie et les muscles. Lorsqu'il y a une abondance d'énergie, l'insuline favorise également la conversion du glucose en graisses pour un stockage à long terme dans les tissus adipeux.

3. Régulation des lipides et des protéines

En plus de son rôle dans le métabolisme des glucides, l'insuline influence également le métabolisme des lipides et des protéines. Elle favorise la synthèse des lipides et inhibe la lipolyse (la dégradation des graisses). Elle stimule également la synthèse des protéines et réduit la dégradation des protéines dans les muscles.

Effets du jeûne sur l'insuline

Le jeûne, qu'il soit intermittent ou prolongé, a un impact notable sur les niveaux d'insuline dans le corps :

Diminution des niveaux d'insuline

Pendant le jeûne, l'absence de prise alimentaire entraîne une baisse des niveaux de glucose sanguin. En réponse, la sécrétion d'insuline par le pancréas diminue. Cette réduction des niveaux d'insuline permet au corps d'utiliser ses réserves de graisses comme source d'énergie, favorisant ainsi la perte de poids et améliorant la sensibilité à l'insuline.

Amélioration de la sensibilité à l'insuline

Une réduction des niveaux d'insuline pendant le jeûne peut améliorer la sensibilité des cellules à cette hormone. Cela signifie que les cellules deviennent plus efficaces pour utiliser l'insuline disponible, ce qui est particulièrement bénéfique pour les personnes atteintes de résistance à l'insuline ou de diabète de type 2.

Réduction du risque de maladies métaboliques

En réduisant les niveaux d'insuline et en améliorant la sensibilité à cette hormone, le jeûne permet de diminuer le risque de développer des maladies métaboliques telles que le syndrome métabolique, l'obésité et le diabète de type 2. Une régulation adéquate de l'insuline est essentielle pour prévenir ces conditions et maintenir une bonne santé métabolique.

La réduction des niveaux d'insuline induite par le jeûne joue un rôle crucial dans l'amélioration du métabolisme et la promotion de la santé globale. En favorisant l'utilisation des réserves de graisses comme source d'énergie, en améliorant la sensibilité à l'insuline et en réduisant le risque de maladies métaboliques, le jeûne offre des avantages significatifs pour la régulation de l'insuline et la prévention des déséquilibres métaboliques.

2. L'augmentation de l'adiponectine

Pendant le jeûne, l'adiponectine, une hormone protéique produite principalement par les adipocytes (cellules graisseuses), joue un rôle crucial dans la régulation de divers processus métaboliques. Cette hormone est essentielle pour la régulation de la glycémie, la dégradation des acides gras et la modulation de l'inflammation.

Rôle de l'adiponectine

L'adiponectine intervient dans plusieurs aspects clés de la santé métabolique :

1. Régulation de la glycémie

L'adiponectine améliore la sensibilité à l'insuline, facilitant ainsi l'absorption du glucose par les cellules et contribuant à maintenir des niveaux de glycémie stables. Cela est particulièrement bénéfique pour toujours prévenir et gérer le diabète de type 2.

2. Dégradation des acides gras

Cette hormone favorise l'oxydation des acides gras dans les muscles et le foie, réduisant ainsi l'accumulation de graisses et améliorant la fonction métabolique. Cela contribue à la gestion du poids et à la prévention de l'obésité.

3. Modulation de l'inflammation

L'adiponectine possède des propriétés anti-inflammatoires. Elle inhibe la production de cytokines pro-inflammatoires, réduisant ainsi l'inflammation systémique et protégeant contre les maladies inflammatoires chroniques.

Avantages de l'adiponectine élevée

Des niveaux élevés d'adiponectine sont associés à plusieurs avantages pour la santé :

Meilleure sensibilité à l'insuline

Une sensibilité accrue à l'insuline aide à prévenir l'insulinorésistance, un facteur clé dans le développement du diabète de type 2.

Réduction du risque de maladies cardiovasculaires

En améliorant la dégradation des acides gras et en réduisant l'inflammation, l'adiponectine contribue à la santé cardiovasculaire, diminuant le risque de maladies cardiaques et d'accidents vasculaires cérébraux.

Diminution de l'inflammation systémique

La réduction de l'inflammation chronique aide à prévenir diverses maladies inflammatoires, y compris l'arthrite, les maladies inflammatoires de l'intestin et certaines maladies auto-immunes.

Impact du jeûne sur l'adiponectine

Le jeûne permet d'augmenter les niveaux d'adiponectine dans le corps. Cette augmentation est l'une des raisons pour lesquelles le jeûne est associé à de nombreux bénéfices métaboliques et de santé globale.

Amélioration métabolique

L'augmentation de l'adiponectine améliore la régulation du glucose et la dégradation des graisses, contribuant ainsi à une meilleure gestion du poids et à la prévention des troubles métaboliques.

Réduction de l'inflammation

En augmentant les niveaux d'adiponectine, le jeûne aide à réduire l'inflammation systémique, protégeant ainsi contre les maladies inflammatoires chroniques et améliorant la santé globale.

L'augmentation de l'adiponectine pendant le jeûne joue un rôle important dans la régulation de la glycémie, la dégradation des acides gras et la modulation de l'inflammation. En améliorant la sensibilité à l'insuline, en réduisant le risque de maladies cardiovasculaires et en diminuant l'inflammation systémique, des niveaux élevés d'adiponectine contribuent à une meilleure santé métabolique et globale. Le jeûne, en augmentant les niveaux d'adiponectine, offre un moyen efficace de promouvoir ces bénéfices pour la santé.

3. L'autophagie et l'homéostasie

Pendant le jeûne, l'activation de l'autophagie joue un rôle primordial dans le maintien de l'homéostasie cellulaire et la survie pendant les périodes de stress. L'homéostasie est un processus par lequel un organisme maintient un équilibre interne stable malgré les variations externes. Dans le contexte cellulaire, cela signifie maintenir un environnement interne constant pour que les cellules puissent fonctionner correctement, même en présence de perturbations ou de stress.

L'importance de l'autophagie

Comme expliqué plus haut, l'autophagie est un mécanisme de recyclage cellulaire où les cellules dégradent et recyclent leurs composants endommagés ou inutiles. Ce processus est essentiel pour éliminer les débris cellulaires, prévenir l'accumulation de toxines et fournir des nutriments en période de carence. En période de jeûne, l'activation de l'autophagie permet aux cellules de survivre en utilisant leurs propres composants comme source d'énergie et de matériaux de construction.

Maintien de l'homéostasie cellulaire

L'autophagie contribue au maintien de l'homéostasie cellulaire en régulant plusieurs fonctions clés :

1. Élimination des déchets cellulaires

L'autophagie aide à éliminer les protéines mal repliées, les organites endommagés et d'autres composants cellulaires dysfonctionnels. Cela prévient l'accumulation de déchets toxiques qui pourraient perturber la fonction cellulaire.

2. Régulation des sources d'énergie

En période de jeûne, les réserves de nutriments sont limitées. L'autophagie permet aux cellules de dégrader les composants non essentiels pour libérer des acides aminés, des lipides et des glucides, assurant ainsi une source continue d'énergie.

3. Réponse au stress cellulaire

L'autophagie joue un rôle clé dans la réponse au stress cellulaire. Elle permet aux cellules de survivre aux conditions défavorables en fournissant les ressources nécessaires pour réparer les dommages et maintenir la fonction cellulaire.

Impact sur les maladies

L'autophagie joue également un rôle protecteur contre diverses maladies, notamment :

Maladies neurodégénératives

L'activation de l'autophagie permet d'éliminer les agrégats protéiques toxiques associés à des maladies telles que la maladie d'Alzheimer et la maladie de Parkinson.

Effet sur le cancer

L'autophagie joue un rôle très efficace contre le cancer. Elle permet de prévenir la formation de tumeurs en éliminant les cellules endommagées en période de stress nutritionnel.

En éliminant les composants cellulaires endommagés, l'autophagie protège contre les maladies cardiovasculaires en maintenant la santé des cellules cardiaques.

En activant l'autophagie, le jeûne joue un rôle vital dans le maintien de l'homéostasie cellulaire et la survie pendant les périodes de stress. En régulant les niveaux d'énergie, en éliminant les déchets cellulaires et en répondant aux conditions de stress, l'autophagie contribue à la santé et à la longévité des cellules. Cette capacité à maintenir un équilibre interne stable est essentielle pour prévenir les maladies et améliorer la santé globale.

4. La réponse inflammatoire réduite

L'inflammation est une réponse naturelle du système immunitaire face à des infections, des blessures ou des agents pathogènes. Cependant, une inflammation chronique peut contribuer à diverses maladies, telles que le diabète, les maladies cardiovasculaires, l'arthrite et même certains types de cancer. Le jeûne, qu'il soit intermittent ou prolongé, a montré un rôle significatif dans la modulation de la réponse inflammatoire, réduisant ainsi les risques associés aux inflammations chroniques.

Réduction des cytokines pro-inflammatoires

Le jeûne entraîne une diminution des cytokines pro-inflammatoires, comme l'interleukine-6 (IL-6) et le facteur de nécrose tumorale alpha (TNF-α). Ces molécules signalent l'inflammation dans le corps et leur réduction peut diminuer l'état inflammatoire global. Cette diminution contribue à la réduction des symptômes et à la prévention des maladies chroniques liées à l'inflammation.

Amélioration des biomarqueurs inflammatoires

Des études ont montré que le jeûne intermittent améliore plusieurs biomarqueurs inflammatoires. Par exemple, des niveaux réduits de protéine C-réactive (CRP), un marqueur clé de l'inflammation, ont été observés chez les individus qui pratiquent le jeûne. Une baisse de la CRP est associée à une réduction du risque de maladies inflammatoires chroniques.

Activation des mécanismes anti-inflammatoires

Le jeûne active également des mécanismes anti-inflammatoires dans le corps. Par exemple, il augmente la production de cortisone, une hormone aux propriétés anti-inflammatoires. En équilibrant les réponses pro-inflammatoires et anti-inflammatoires, le jeûne aide à maintenir un état d'inflammation contrôlé et bénéfique pour la santé.

Autophagie et élimination des cellules endommagées

Par l'action de l'autophagie, le jeûne permet de réduire l'inflammation en éliminant les sources potentielles d'inflammation chronique, telles que les cellules endommagées ou les débris cellulaires.

Réduction du stress oxydatif

Le stress oxydatif est un autre facteur contribuant à l'inflammation chronique. En induisant des mécanismes de défense antioxydants, le jeûne aide à neutraliser les radicaux libres et à réduire le stress oxydatif. Cela, à son tour, diminue l'inflammation et protège les cellules contre les dommages.

Modulation de la flore intestinale

La flore intestinale joue un rôle important dans la régulation de l'inflammation. Le jeûne influence positivement la composition du microbiote intestinal, favorisant la croissance de bactéries bénéfiques et réduisant les populations de bactéries pathogènes. Un microbiote équilibré contribue à une meilleure régulation de l'inflammation systémique.

Le jeûne, par ses divers effets biologiques, offre des avantages considérables pour la modulation de la réponse inflammatoire. En réduisant les cytokines pro-inflammatoires, en améliorant les biomarqueurs inflammatoires, en activant les mécanismes anti-inflammatoires, en stimulant l'autophagie, en réduisant le stress oxydatif et en modulant la flore intestinale, le jeûne joue un rôle clé dans la prévention et la gestion des maladies inflammatoires chroniques.

5. Amélioration de la fonction cognitive

Au-delà de ses bienfaits physiques, le jeûne a aussi démontré des effets significatifs sur la fonction cognitive. Cette amélioration des capacités cérébrales s'explique par plusieurs mécanismes biologiques et physiologiques induits par la privation intermittente ou prolongée de nourriture.

Stimulation de la neurogenèse

Le jeûne stimule la neurogenèse, le processus de formation de nouveaux neurones dans le cerveau. En privant le corps de nourriture, certaines hormones de croissance, telles que le BDNF (Brain-Derived Neurotrophic Factor), sont produites en plus grande quantité. Le BDNF joue un rôle crucial dans la survie et la croissance des neurones, ainsi que dans la formation de nouvelles connexions neuronales. Cela contribue à améliorer la mémoire, l'apprentissage et la cognition globale.

Réduction de l'inflammation cérébrale

L'inflammation chronique dans le cerveau est associée à des maladies neurodégénératives comme Alzheimer et Parkinson. Le jeûne permet de réduire l'inflammation cérébrale en abaissant les niveaux de cytokines pro-inflammatoires et en augmentant les mécanismes anti-inflammatoires. En réduisant l'inflammation, le jeûne protège le cerveau contre les dommages et favorise une meilleure santé cognitive.

Production de cétones

Lorsque le corps est privé de glucose pendant le jeûne, il commence à utiliser les réserves de graisse pour produire des cétones. Les cétones sont une source d'énergie alternative pour le cerveau, et leur utilisation est liée à une amélioration des fonctions cognitives. Les cétones peuvent également avoir des effets neuroprotecteurs, aidant à protéger les neurones contre le stress oxydatif et les dommages.

Amélioration de la plasticité synaptique

La plasticité synaptique, la capacité des synapses à renforcer ou affaiblir leur réponse en fonction de l'activité, est essentielle pour l'apprentissage et la mémoire. Le jeûne intermittent améliore cette plasticité en augmentant les niveaux de certaines molécules impliquées dans la communication neuronale, comme le glutamate. Une meilleure plasticité synaptique se traduit par une capacité accrue à former des souvenirs et à apprendre de nouvelles informations.

Protection contre le stress oxydatif

Le stress oxydatif est un facteur clé du déclin cognitif lié à l'âge. Le jeûne augmente les défenses antioxydantes du corps, protégeant ainsi les cellules cérébrales contre les dommages. En réduisant le stress oxydatif, le jeûne contribue à maintenir la santé neuronale et à prévenir les troubles cognitifs.

Régulation des hormones de stress

Le jeûne régule également les niveaux de certaines hormones de stress, comme le cortisol. Des niveaux élevés de cortisol peuvent avoir des effets néfastes sur le cerveau, notamment en altérant la mémoire et la cognition. En maintenant des niveaux de cortisol équilibrés, le jeûne aide à préserver la fonction cognitive et à réduire les risques de troubles de l'humeur.

Par ses divers mécanismes biologiques et physiologiques, le jeûne offre des avantages significatifs pour la fonction cognitive. En stimulant la neurogenèse, en réduisant l'inflammation cérébrale, en produisant des cétones, en améliorant la plasticité synaptique, en protégeant contre le stress oxydatif et en régulant les hormones de stress, le jeûne joue un rôle très important dans l'amélioration des capacités cérébrales et la prévention du déclin cognitif.

6. Réduction du risque de maladies cardiométaboliques

Le jeûne suscite un intérêt croissant dans la recherche médicale pour ses effets bénéfiques sur la santé. Parmi les nombreux avantages potentiels, la réduction du risque de maladies cardiométaboliques est l'un des plus prometteurs. Ces maladies incluent notamment les maladies cardiaques, l'hypertension, le diabète de type 2 et le syndrome métabolique.

Amélioration de la sensibilité à l'insuline

C'est déjà connu, le jeûne peut améliorer la sensibilité à l'insuline, un facteur clé dans la prévention et la gestion du diabète de type 2. En réduisant la résistance à l'insuline, le corps peut utiliser plus efficacement le glucose, diminuant ainsi les niveaux de sucre dans le sang. Cette amélioration contribue à réduire le risque de développer le diabète et à contrôler plus efficacement cette maladie chez les personnes déjà atteintes.

Réduction de l'inflammation

L'inflammation chronique est un facteur de risque majeur pour les maladies cardiométaboliques. Le jeûne a aussi démontré son efficacité pour réduire les marqueurs inflammatoires dans le corps. En diminuant l'inflammation, le jeûne contribue à la prévention des maladies cardiaques et d'autres affections métaboliques, offrant ainsi une meilleure santé globale.

Contrôle du poids

La gestion du poids est primordiale pour réduire le risque de maladies cardiométaboliques. Le jeûne intermittent aide à la perte de poids en augmentant le métabolisme et en favorisant la combustion des graisses. En régulant l'appétit et en réduisant les apports caloriques, le jeûne permet de maintenir un poids santé, ce qui est essentiel pour la prévention des maladies cardiaques et du diabète de type 2.

Amélioration des profils lipidiques

Le jeûne peut également améliorer les profils lipidiques en réduisant les niveaux de cholestérol LDL (mauvais cholestérol) et en augmentant les niveaux de cholestérol HDL (bon cholestérol). Des niveaux élevés de cholestérol LDL sont associés à un risque accru de maladies cardiaques. En améliorant le profil lipidique, le jeûne contribue à la santé cardiovasculaire et à la réduction du risque de maladies cardiométaboliques.

Abaissement de la pression artérielle

L'hypertension, ou pression artérielle élevée, est un facteur de risque majeur pour les maladies cardiovasculaires. Le jeûne intermittent a montré qu'il pouvait aider à abaisser la pression artérielle en améliorant la santé vasculaire et en réduisant la rigidité des artères. Une pression artérielle plus basse diminue le risque de maladies cardiaques, d'accidents vasculaires cérébraux et d'autres complications cardiovasculaires.

Réduction des triglycérides

Les niveaux élevés de triglycérides dans le sang sont un autre facteur de risque pour les maladies cardiométaboliques. Le jeûne a aussi démontré son efficacité pour réduire les niveaux de triglycérides, contribuant ainsi à une meilleure santé cardiovasculaire. En régulant les niveaux de lipides sanguins, le jeûne aide à prévenir les maladies cardiaques et d'autres affections métaboliques.

En résumé, lorsqu'il est pratiqué de manière appropriée, le jeûne offre des bénéfices significatifs pour la réduction du risque de maladies cardiométaboliques. En améliorant la sensibilité à l'insuline, en réduisant l'inflammation, en contrôlant le poids, en améliorant les profils lipidiques, en abaissant la pression artérielle et en réduisant les triglycérides, le jeûne peut donc jouer un rôle crucial dans la prévention et la gestion des maladies cardiométaboliques.

7. Effets anti-vieillissement

Le jeûne, qu'il soit intermittent ou prolongé, gagne en popularité pour ses nombreux bienfaits pour la santé. L'un des aspects les plus fascinants de cette pratique est son potentiel à influencer la longévité et à exercer des effets anti-vieillissement. Les recherches sur le jeûne montrent des résultats prometteurs quant à sa capacité à ralentir le processus de vieillissement et à prolonger la durée de vie en bonne santé.

Stimulation de l'autophagie

L'un des mécanismes par lesquels le jeûne peut avoir un effet anti-vieillissement est justement la stimulation de l'autophagie. En favorisant le processus de l'autophagie, le jeûne permet de maintenir les cellules en bon état de fonctionnement, ce qui ralentit le vieillissement cellulaire et prévient les maladies liées à l'âge.

Protection de l'ADN et réparation cellulaire

Le jeûne joue également un rôle déterminant dans la protection de l'ADN et la réparation cellulaire. En réduisant le stress oxydatif et les dommages causés aux cellules, le jeûne contribue à la préservation de l'intégrité de l'ADN. Des études ont montré que le jeûne intermittent peut augmenter l'expression des gènes impliqués dans la réparation de l'ADN, ce qui permet de maintenir des cellules plus saines et fonctionnelles.

Régulation des hormones de la longévité

Le jeûne a un impact significatif sur les hormones liées à la longévité, telles que l'insuline et le facteur de croissance analogue à l'insuline (IGF-1). Une réduction des niveaux d'insuline et d'IGF-1 est associée à une diminution des risques de maladies chroniques et à une augmentation de la durée de vie. En pratiquant le jeûne, le corps régule plus efficacement ces hormones, contribuant ainsi à un vieillissement plus lent et en meilleure santé.

Le jeûne offre un potentiel remarquable pour ralentir le processus de vieillissement et améliorer la longévité. En stimulant l'autophagie, en protégeant l'ADN, en régulant les hormones de la longévité et en prévenant les maladies chroniques, le jeûne peut contribuer à une vie plus longue et en meilleure santé.

8. Renforcement du système immunitaire

Le jeûne est une pratique ancestrale qui, au-delà de ses effets sur la perte de poids et le métabolisme, a des implications profondes sur notre santé globale. Parmi les nombreux bénéfices du jeûne, l'un des plus significatifs est son effet sur le système immunitaire.

Réinitialisation du système immunitaire

Des recherches récentes indiquent que le jeûne peut provoquer une sorte de *"réinitialisation"* du système immunitaire. Lorsque le corps est privé de nourriture pendant une période prolongée, il entre en mode de conservation d'énergie, ce qui pousse les cellules à éliminer les composants endommagés ou dysfonctionnels. Ce processus, connu sous le nom d'autophagie, aide à débarrasser le corps des cellules immunitaires anciennes ou endommagées et stimule la régénération de nouvelles cellules immunitaires.

Stimulation de la production de cellules souches

Le jeûne a également été associé à une augmentation de la production de cellules souches. Les cellules souches sont essentielles pour la réparation et la régénération des tissus, y compris les cellules immunitaires. En jeûnant, le corps est encouragé à produire de nouvelles cellules souches qui peuvent ensuite se différencier en différents types de cellules immunitaires, renforçant ainsi le système immunitaire.

Réduction de l'inflammation

L'inflammation chronique, déjà évoquée plus, est un problème majeur qui peut affaiblir le système immunitaire et contribuer à diverses maladies, y compris les maladies auto-immunes, les maladies cardiovasculaires et le cancer. Le jeûne intermittent, en particulier, a montré qu'il pouvait réduire les marqueurs de l'inflammation dans le corps. En diminuant l'inflammation, le jeûne aide à maintenir un système immunitaire plus robuste et mieux équilibré.

Amélioration de la résistance aux infections

En renforçant le système immunitaire, le jeûne améliore également la résistance aux infections. Avec un système immunitaire plus efficace, le corps est mieux équipé pour combattre les agents pathogènes et prévenir les maladies. Des études ont montré que les personnes qui pratiquent le jeûne intermittent ont une meilleure réponse immunitaire aux infections virales et bactériennes.

Impact sur le microbiome intestinal

Le microbiome intestinal joue un rôle crucial dans le fonctionnement du système immunitaire. Le jeûne a un effet positif sur la composition et la diversité du microbiome intestinal, en favorisant la croissance des bactéries bénéfiques et en réduisant la prolifération des bactéries nocives. Un microbiome intestinal sain est essentiel pour un système immunitaire fort et réactif.

En somme, le jeûne, lorsqu'il est pratiqué de manière contrôlée et encadrée, peut offrir des avantages considérables pour le système immunitaire. En stimulant la régénération des cellules immunitaires, en réduisant l'inflammation et en améliorant la résistance aux infections, le jeûne contribue à une meilleure santé globale et à une protection accrue contre diverses maladies.

9. Bienfaits pour la peau

Cette pratique reconnue pour ses bienfaits sur la santé, révèle également des avantages significatifs pour la peau. En induisant un état de privation contrôlée de nutriments, le jeûne stimule divers processus biologiques bénéfiques, qui ont des répercussions positives sur la santé et l'apparence de la peau.

1. Activation de l'autophagie et régénération cellulaire

L'autophagie, l'un des mécanismes les plus puissants activés par le jeûne, permet à l'organisme de dégrader et de recycler les composants cellulaires endommagés ou inutiles. En ce qui concerne la peau, cela signifie une élimination plus efficace des cellules cutanées vieillissantes ou dysfonctionnelles, permettant ainsi une régénération cellulaire accrue. La peau se renouvelle donc plus rapidement, ce qui améliore son apparence générale, sa texture et sa tonicité.

2. Réduction de l'inflammation et des affections cutanées

Le jeûne a des effets anti-inflammatoires significatifs. L'inflammation chronique est une des principales causes des problèmes de peau tels que l'acné, l'eczéma et le psoriasis. En réduisant les niveaux de cytokines inflammatoires, le jeûne aide à calmer les affections cutanées et à prévenir de nouvelles éruptions. De plus, la réduction de l'inflammation contribue à une diminution des rougeurs et des irritations cutanées, offrant une peau plus claire et plus uniforme.

3. Amélioration de l'élasticité et de l'hydratation de la peau

Le jeûne intermittent ou prolongé stimule la production de collagène, une protéine essentielle qui maintient l'élasticité et la fermeté de la peau. Avec l'âge, la production de collagène diminue, entraînant l'apparition de rides et de ridules. En augmentant le taux de collagène, le jeûne contribue à retarder les signes du vieillissement et à maintenir une peau plus jeune et plus ferme. De plus, le jeûne améliore l'équilibre hormonal, particulièrement les niveaux d'hormone de croissance, ce qui favorise une meilleure hydratation et texture de la peau.

4. Détoxification et éclat de la peau

Durant le jeûne, l'organisme entre dans un état de détoxification où il élimine les toxines accumulées. Cette purification interne se reflète à l'extérieur, donnant à la peau un éclat naturel et sain. La réduction des toxines aide également à prévenir les imperfections et favorise une peau plus nette et lumineuse.

5. Prévention des dommages oxydatifs

Le jeûne stimule la production d'antioxydants endogènes, tels que le glutathion, qui protègent les cellules de la peau contre les dommages oxydatifs causés par les radicaux libres. Les radicaux libres sont responsables du vieillissement prématuré de la peau et de l'apparition des rides. En renforçant les défenses antioxydantes naturelles de l'organisme, le jeûne contribue à préserver la jeunesse et la santé de la peau à long terme.

En intégrant des périodes de jeûne dans notre routine, nous pouvons non seulement améliorer notre santé générale mais aussi bénéficier d'une peau plus belle et plus saine. Les bienfaits du jeûne sur la peau sont nombreux et significatifs, allant de la régénération cellulaire à la réduction de l'inflammation, en passant par une meilleure élasticité et hydratation. Le jeûne représente ainsi une approche naturelle et efficace pour maintenir et améliorer la beauté et la santé de notre peau, tout en contribuant à notre bien-être global.

Quels types de jeûnes pratiquer ?

Plusieurs types de jeûnes peuvent permettre l'activation de l'autophagie, chacun offrant des avantages uniques pour la santé cellulaire et globale. Cependant, il est essentiel de se concentrer sur les méthodes de jeûne accessibles à tous, en particulier celles qui sont sécurisées, moins dangereuses et facilement contrôlables. Nous aborderons donc ici, les types de jeûnes qui répondent à ces critères, offrant ainsi une manière sûre et efficace de stimuler l'autophagie et d'améliorer la santé sans compromettre le bien-être général.

Considérations importantes

Bien que le jeûne puisse offrir de nombreux avantages, il est tout de même impératif de prendre quelques précautions :

Consultation médicale

Avant de commencer toute forme de jeûne, il est conseillé de consulter un professionnel de la santé, surtout si vous avez des conditions médicales préexistantes ou si vous prenez des médicaments.

Écoute de votre corps

Soyez attentif aux signaux de votre corps pendant le jeûne. Si vous ressentez des étourdissements, des vertiges ou tout autre symptôme inhabituel, arrêtez immédiatement et reconsidérez votre approche.

Les 10 règles d'or pour réussir son jeûne

A prendre en considération :

1-Connaître son poids et son IMC : Suivre ces indicateurs régulièrement.

2-Trouver un partenaire de jeûne : Avoir un soutien moral.

3-Préparer à l'avance les repas des jours de jeûne.

4-Lire attentivement les étiquettes nutritionnelles.

5-Écouter ses sensations alimentaires avant de manger.

6-Fixer des horaires de jeûne réguliers.

7-S'hydrater abondamment tout au long de la journée.

8-Ne pas s'attendre à une perte de poids quotidienne.

9-Ne pas jeûner les jours où le moral est au plus bas.

10-Se féliciter pour chaque réussite.

Alimentation équilibrée (fontaine de jouvence)

Pendant les périodes d'alimentation, veillez à consommer des repas équilibrés et nutritifs. Optez pour des aliments riches en nutriments comme des protéines maigres, des légumes, des fruits, des céréales complètes et des graisses saines aussi appelées graisses insaturées, qui sont essentielles pour une alimentation équilibrée.

Quel que soit le protocole choisi, ayez désormais et toujours à portée de main un ou plusieurs des aliments énumérés ci-dessous. Certains peuvent même s'avérer très utiles pendant les phases de préparation et de sortie de jeûne.

Quelques fruits et leurs bienfaits

Pommes : Riches en fibres alimentaires et en vitamine C, les pommes aident à la digestion et renforcent le système immunitaire grâce à leurs antioxydants.

Bananes : Sources de potassium et de vitamine B6, les bananes soutiennent la santé cardiaque et régulent la fonction nerveuse et musculaire.

Oranges : Fortement pourvues en vitamine C et en potassium, les oranges boostent le système immunitaire et aident à maintenir une pression artérielle saine.

Fraises : Pleines de vitamine C et de manganèse, les fraises améliorent la santé de la peau et renforcent les os tout en fournissant des antioxydants.

Myrtilles : Riches en antioxydants, vitamine C et K, les myrtilles favorisent la santé cérébrale et aident à combattre les inflammations.

Kiwi : Excellente source de vitamine C, de vitamine K et de potassium, le kiwi aide à la digestion et améliore la fonction immunitaire.

Mangues : Remplies de vitamine A et de vitamine C, les mangues soutiennent la vision et boostent le système immunitaire.

Papayes : Chargées en vitamine C, vitamine A et folate, les papayes améliorent la digestion et renforcent le système immunitaire.

Raisins : Riches en vitamine C et K, les raisins contiennent des antioxydants qui protègent contre les maladies chroniques et soutiennent la santé osseuse.

Ananas : Source de vitamine C et de manganèse, l'ananas favorise une digestion saine grâce à la broméline, une enzyme digestive.

Pastèques : Pleines de vitamine A, vitamine C et de lycopène, les pastèques hydratent le corps et protègent contre les maladies cardiovasculaires.

Grenades : Riches en vitamine C, vitamine K et en antioxydants puissants, les grenades aident à réduire l'inflammation et protègent contre les maladies cardiaques.

Avocats : Riches en acides gras monoinsaturés, les avocats sont excellents pour la santé cardiaque. Ils contiennent également du potassium et de la vitamine E, qui sont essentiels pour la santé cellulaire et la régulation de la pression artérielle.

Autres aliments et leurs bienfaits

Outre les fruits, de nombreux autres aliments peuvent fournir les nutriments essentiels nécessaires à l'organisme. Voici une liste de quelques-uns de ces aliments et leurs bienfaits:

Légumes verts à feuilles : Les épinards, le chou frisé (kale) et la bette à carde sont riches en vitamines A, C et K, ainsi qu'en fer et en calcium. Ils soutiennent la santé osseuse, renforcent le système immunitaire et améliorent la circulation sanguine.

Poissons gras : Les saumons, les sardines et le maquereau sont riches en acides gras oméga-3, qui sont essentiels pour la santé cardiaque et la fonction cérébrale. Ils contiennent également de la vitamine D, bénéfique pour les os.

Œufs : Une excellente source de protéines complètes, les œufs fournissent également de la vitamine B12, de la choline, et de la vitamine D. Ils soutiennent la santé cérébrale et la production de globules rouges.

Noix et graines : Les amandes, les noix, les graines de chia et les graines de lin sont riches en acides gras sains, en fibres et en protéines. Ils aident à réduire l'inflammation et à maintenir la santé cardiaque.

Légumineuses : Les lentilles, pois chiches et haricots noirs sont d'excellentes sources de protéines végétales, de fibres, de fer et de folate. Elles soutiennent la digestion et aident à réguler la glycémie.

Produits laitiers : Le lait, le yaourt et le fromage sont riches en calcium, en protéines et en vitamine D. Ils renforcent les os et les dents et favorisent la santé musculaire.

Grains entiers : Le quinoa, l'avoine et le riz brun sont riches en fibres, en vitamines B et en minéraux comme le magnésium. Ils améliorent la digestion et fournissent une énergie soutenue.

Viandes maigres : Le poulet, la dinde et le bœuf maigre sont d'excellentes sources de protéines, de fer et de zinc. Ils soutiennent la croissance musculaire et renforcent le système immunitaire.

Légumes crucifères : Le brocoli, le chou-fleur et le chou de Bruxelles sont riches en vitamines C et K, en fibres et en antioxydants. Ils aident à détoxifier l'organisme et à protéger contre certains cancers.

Huiles saines : L'huile d'olive extra vierge, l'huile de noix de coco et l'huile d'avocat sont riches en acides gras monoinsaturés et en antioxydants. Elles soutiennent la santé cardiaque et réduisent l'inflammation.

Baies : Les framboises, les mûres et les groseilles sont riches en fibres, en vitamine C et en antioxydants. Elles favorisent la santé digestive et protègent contre les maladies chroniques.

Champignons : Les champignons comme le shiitake, le maitake et le reishi sont riches en vitamines B, en sélénium et en antioxydants. Ils renforcent le système immunitaire et ont des propriétés anti-inflammatoires.

Olives : Elles contiennent des graisses monoinsaturées et sont également une bonne source d'antioxydants.

Beurre de noix : Les beurres d'amande, de cacahuètes et de noix de cajou apportent des graisses saines et des protéines.

Chocolat noir : Riche en graisses saines et en antioxydants, le chocolat noir, en particulier celui contenant plus de 70 % de cacao, est une option nutritive.

Incorporer ces aliments au régime alimentaire peut aider à maintenir une bonne santé cardiovasculaire et à fournir les nutriments essentiels nécessaires à l'organisme.

Choix du protocole de jeûne

Le jeûne, bien que bénéfique pour la santé, doit être adapté à chaque individu en tenant compte de plusieurs critères spécifiques. Le choix du protocole de jeûne est crucial pour maximiser les avantages tout en minimisant les risques potentiels. Il est essentiel de considérer des facteurs tels que l'état de santé général, les objectifs personnels, le mode de vie, et la capacité à maintenir le jeûne choisi à long terme. Un jeûne inadapté peut entraîner des effets négatifs sur la santé et le bien-être, il est donc impératif de choisir une méthode qui corresponde aux besoins et aux capacités de chacun.

Jeûne intermittent 16/8

Le jeûne intermittent 16/8 est une approche alimentaire qui se distingue par sa simplicité et ses avantages potentiels pour la santé. Cette méthode, qui consiste à jeûner pendant 16 heures chaque jour et à manger durant une fenêtre de 8 heures, est de plus en plus populaire pour ses bienfaits sur la régulation du poids, l'amélioration des marqueurs de santé et le ralentissement du vieillissement..

Qu'est-ce que le jeûne intermittent 16/8 ?

Le jeûne intermittent 16/8 est un protocole de jeûne où l'on alterne entre une période de jeûne de 16 heures et une période de repas de 8 heures. Cette méthode est souvent choisie pour sa flexibilité et sa capacité à s'adapter aux différents styles de vie. Concrètement, cela peut signifier sauter le petit-déjeuner et manger de midi à 20 heures, ou inverser les horaires et prendre un repas dès le matin à 8 heures et finir avant 16 heures.

Comment mettre en pratique le Jeûne Intermittent 16/8 ?

1. Choisir sa fenêtre alimentaire

Déterminez les heures pendant lesquelles vous souhaitez manger. Par exemple, vous pouvez choisir de manger de 12h à 20h ou de 8h à 16h, selon ce qui s'adapte le mieux à votre routine quotidienne.

2. Commencer progressivement

Si vous débutez avec le jeûne intermittent, commencez par réduire progressivement le nombre d'heures pendant lesquelles vous mangez. Par exemple, commencez avec une fenêtre de jeûne de 12 heures et augmentez progressivement à 16 heures.

3. Hydratation

Pendant les 16 heures de jeûne, il est crucial de maintenir une hydratation adéquate. Boire de l'eau, du thé non sucré et du café sans sucre est recommandé pour éviter la déshydratation.

4. Repas équilibrés

Assurez-vous que les repas pris durant la fenêtre alimentaire sont équilibrés et nutritifs. Consommez une variété d'aliments incluant des protéines maigres, des légumes, des fruits, des graisses saines et des grains entiers.

Bienfaits du jeûne intermittent 16/8

Le jeûne intermittent 16/8 est réputé pour offrir plusieurs bienfaits pour la santé :

1. Favorise l'autophagie

L'un des avantages majeurs du jeûne intermittent est la stimulation de l'autophagie, processus cellulaire de nettoyage et de régénération qui aide à éliminer les cellules endommagées, recycle les composants cellulaires et joue un rôle crucial dans la prévention des maladies et le ralentissement du vieillissement.

2. Amélioration de la sensibilité à l'insuline

Le jeûne intermittent améliore la sensibilité à l'insuline, réduisant ainsi le risque de diabète de type 2. En abaissant les niveaux d'insuline, le corps est mieux à même de réguler le sucre dans le sang et d'utiliser les graisses stockées comme source d'énergie.

3. Perte de poids et réduction de la masse grasse

En limitant la fenêtre de consommation alimentaire, le jeûne intermittent facilite une réduction de la consommation calorique totale. Cela peut conduire à une perte de poids, principalement en réduisant la masse graisseuse tout en maintenant la masse musculaire.

4. Réduction de l'inflammation

Certaines recherches indiquent que le jeûne intermittent 16:8 réduit les marqueurs d'inflammation dans le corps, ce qui contribue à une meilleure santé générale et à une diminution du risque de maladies inflammatoires chroniques.

5. Amélioration de la clarté mentale et de l'énergie

De nombreux adeptes du jeûne intermittent 16:8 rapportent une meilleure concentration et une augmentation de l'énergie, probablement en raison de la stabilisation des niveaux de glucose sanguin et d'une régulation hormonale optimisée.

Précautions et contre-indications

Bien que le jeûne intermittent 16/8 puisse offrir des avantages importants, il est essentiel de prendre certaines précautions :

1. Éviter les excès

Même si le jeûne intermittent permet une fenêtre alimentaire spécifique, il est important de ne pas compenser en consommant des quantités excessives de nourriture ou des aliments riches en sucres et graisses saturées.

2. Surveillance des effets secondaires

Certains effets secondaires, comme la déshydratation, des troubles du sommeil ou une irritabilité, peuvent survenir. Si ces symptômes persistent, il peut être nécessaire d'ajuster le protocole ou de consulter un professionnel de santé.

3. Consulter un professionnel de santé

Avant de commencer un jeûne intermittent, surtout si vous avez des conditions médicales préexistantes, il est conseillé de consulter un médecin ou un nutritionniste. Les personnes atteintes de maladies cardiaques, de diabète, ou celles qui prennent des médicaments à heures fixes devraient obtenir un avis médical.

4. Attention aux comportements alimentaires

Le jeûne intermittent peut, dans certains cas, entraîner des comportements alimentaires déséquilibrés. Il est crucial de maintenir une alimentation équilibrée et de ne pas recourir à des comportements alimentaires extrêmes.

Le jeûne intermittent 16/8 est une méthode efficace pour améliorer la santé métabolique, favoriser l'autophagie et promouvoir un vieillissement plus lent. En adoptant cette approche de manière réfléchie et équilibrée, en écoutant les signaux de votre corps et en maintenant une alimentation saine, vous pouvez maximiser les avantages tout en minimisant les risques potentiels. Comme pour toute modification significative de votre régime alimentaire, il est recommandé de consulter un professionnel de la santé pour vous assurer que le jeûne intermittent est adapté à vos besoins spécifiques et à votre état de santé.

Jeûne intermittent 18/6

Le jeûne intermittent, et en particulier le protocole 18/6, a suscité un intérêt croissant ces dernières années, non seulement pour ses effets potentiels sur la perte de poids, mais aussi pour ses bienfaits sur la santé globale, la prévention des maladies et le ralentissement du vieillissement. En favorisant l'autophagie, le jeûne intermittent 18/6 contribue à une vie plus longue et en meilleure santé.

Qu'est-ce que le jeûne intermittent 18/6 ?

Le jeûne intermittent 18/6 consiste à alterner entre une période de jeûne de 18 heures et une période d'alimentation de 6 heures chaque jour. Cela signifie que vous consommez tous vos repas dans une fenêtre de 6 heures, et vous jeûnez pendant les 18 heures restantes. Cette méthode est flexible et peut être adaptée à vos préférences personnelles et à votre emploi du temps.

Exemples de fenêtres d'alimentation :

- *Début à 08h00* : Petit-déjeuner à 08h00, déjeuner à 12h00, collation à 13h30

- Début à 12h00 **:** Déjeuner à 12h00, collation à 15h00, dîner à 17h30

Les Bienfaits du jeûne intermittent 18/6

1. Nettoyage cellulaire

L'un des avantages les plus notables de ce jeûne intermittent est l'induction de l'autophagie, primordiale pour le maintien de la santé cellulaire et la prévention des maladies neurodégénératives.

2. Amélioration de la sensibilité à l'insuline et réduction du risque de diabète

Le jeûne intermittent 18/6 améliore aussi la sensibilité à l'insuline et réduit les niveaux d'insuline, ce qui est bénéfique pour la prévention du diabète de type 2.

Meilleure gestion du sucre sanguin

En permettant au corps de réguler plus efficacement les niveaux de sucre dans le sang, le jeûne intermittent aide à prévenir les pics et les chutes soudaines de glycémie.

3. Perte de poids et réduction de la graisse corporelle

Le jeûne intermittent 18/6 favorise la perte de poids en créant un déficit calorique et en augmentant la combustion des graisses.

Déficit calorique

En restreignant la fenêtre d'alimentation, il devient plus facile de consommer moins de calories, favorisant ainsi la perte de poids.

Augmentation de la lipolyse

Le jeûne stimule la dégradation des graisses stockées pour produire de l'énergie, aidant à réduire la masse grasse corporelle.

4. Réduction de l'inflammation et amélioration de la santé cardio-vasculaire

Ce jeûne intermittent réduit les marqueurs inflammatoires et améliore la santé cardio-vasculaire.

Réduction de l'inflammation

Le jeûne intermittent 18:6 diminue les niveaux de cytokines pro-inflammatoires, réduisant ainsi l'inflammation chronique qui est liée à de nombreuses maladies.

Amélioration de la santé cardio-vasculaire

En réduisant les niveaux de cholestérol LDL et en améliorant la pression artérielle, il réduit le risque de maladies cardio-vasculaires.

Mise en pratique du jeûne intermittent 18/6

1. Commencer progressivement

Il est recommandé de commencer par des périodes de jeûne plus courtes, comme le 12/12 ou le 16/8, avant de passer à un jeûne de 18 heures. Cela permet au corps de s'adapter progressivement.

2. Hydratation adéquate

Pendant les périodes de jeûne, il est important de rester bien hydraté. L'eau, le thé non sucré et le café sans sucre sont des options recommandées.

3. Alimentation équilibrée

Pendant la fenêtre d'alimentation, il est essentiel de consommer des repas équilibrés et nutritifs, riches en protéines, en graisses saines, et en glucides complexes. Évitez les aliments ultra-transformés et les sucres ajoutés.

4. Surveillance de la réponse corporelle

Écoutez votre corps et adaptez votre jeûne en fonction de vos besoins. Si vous ressentez des effets indésirables, ajustez la durée du jeûne ou consultez un professionnel de santé.

Le jeûne intermittent 18/6 est une méthode efficace pour favoriser l'autophagie, améliorer la santé métabolique, et prolonger la durée de vie. En intégrant ce mode de jeûne dans votre routine quotidienne de manière progressive et réfléchie, vous pouvez bénéficier de ses nombreux avantages pour la santé et le bien-être. Cependant, il est essentiel de personnaliser cette approche en fonction de vos besoins individuels et de consulter, si possible, un professionnel de santé avant de commencer.

Jeûne intermittent 20/4

Le jeûne intermittent 20/4, également connu sous le nom de *régime des guerriers de l'Antiquité*, est une approche alimentaire qui consiste à jeûner pendant 20 heures et à manger durant une fenêtre de 4 heures chaque jour. Popularisé par l'expert en fitness **Ori Hofmekler** dans son livre "*Le régime du guerrier*" publié en 2001, cette méthode s'inspire des habitudes alimentaires des anciens guerriers qui ne consommaient qu'un grand repas par jour. Explorons en détail les aspects essentiels de cette méthode, son efficacité, et ses implications pour une vie en meilleure santé.

Qu'est-ce que le jeûne intermittent 20/4 ?

La méthode 20/4 implique un jeûne d'une période de 20 heures suivi d'une période d'alimentation de 4 heures. Contrairement à un jeûne complet, certaines petites portions d'aliments sont autorisées pendant la phase de jeûne. Les 20 heures de jeûne, appelées phase de sous-alimentation, permettent la consommation de fruits et légumes crus, de jus de légumes, de bouillons, de certains produits laitiers (sauf le fromage), et d'œufs durs. Pendant les 4 heures de sur-alimentation, vous pouvez consommer des protéines, des légumes cuits, des féculents, des produits laitiers, et des graisses.

Les bienfaits du jeûne intermittent 20/4

1. Perte de poids et réduction de la masse grasse

Le jeûne intermittent 20/4 crée un déficit calorique en limitant la fenêtre de consommation alimentaire, ce qui peut entraîner une perte de poids significative. La période prolongée de jeûne permet au corps d'utiliser les graisses stockées pour obtenir de l'énergie, favorisant ainsi la réduction de la masse grasse.

2. Amélioration de la sensibilité à l'insuline et réduction de la glycémie

Le jeûne de 20 heures améliore également la sensibilité à l'insuline, ce qui aide à réguler les niveaux de sucre dans le sang et à prévenir le diabète. En diminuant l'apport calorique et en favorisant des périodes prolongées sans nourriture, cette méthode réduit le risque de développer des maladies métaboliques.

3. Favoriser l'autophagie

Pendant le jeûne, les cellules éliminent les déchets et recyclent les composants endommagés, ce qui contribue à ralentir le vieillissement et à prévenir diverses maladies.

4. Amélioration de la santé cardiovasculaire

Le jeûne intermittent 20/4 aide à réduire la pression artérielle et les niveaux de cholestérol LDL, améliorant ainsi la santé cardiovasculaire. La consommation d'aliments non transformés pendant la fenêtre d'alimentation contribue également à réduire les risques de maladies cardiaques.

5. Augmentation de la production d'hormone de croissance

Le jeûne de 20 heures stimule la production d'hormone de croissance, qui joue un rôle crucial dans la régénération des tissus et la protection cardiovasculaire. Cette hormone aide à réguler la masse grasse et la masse musculaire, et améliore la minéralisation osseuse.

6. Amélioration de la digestion

Sauter plusieurs repas permet d'augmenter la quantité d'enzymes digestives, améliorant ainsi l'absorption des nutriments lors du repas principal. Le jeûne offre également une phase de repos au pancréas, permettant au corps de se nettoyer et de se régénérer.

Comment pratiquer le jeûne intermittent 20/4

1. Planifier votre fenêtre d'alimentation

Vous pouvez adapter la fenêtre d'alimentation en fonction de votre emploi du temps et de vos préférences personnelles. Par exemple, vous pouvez choisir de manger entre 17h et 21h. Il est important de planifier vos repas de manière à inclure des nutriments essentiels et à éviter les aliments ultra-transformés.

2. Choisir des aliments sains pendant la fenêtre d'alimentation

Pendant les 4 heures d'alimentation, il est crucial de consommer des repas équilibrés. Commencez par une salade de légumes crus, suivie d'une source de protéines accompagnée de légumes cuits, et terminez votre repas avec des fruits tropicaux en dessert. Évitez les aliments riches en sucres ajoutés, les viandes transformées, et les glucides raffinés.

3. Maintenir une hydratation adéquate

Pendant la période de jeûne, assurez-vous de boire suffisamment d'eau pour rester hydraté. Vous pouvez également consommer du thé ou du café sans sucre pour aider à gérer la sensation de faim.

4. Intégrer l'exercice physique

Les personnes suivant cette méthode sont encouragées à faire des exercices de force et de vitesse pour favoriser la perte de graisse et maintenir la masse musculaire.

Effets indésirables du jeûne intermittent 20/4

1. Fatigue et vertiges

Surtout au début, vous pouvez faire face à une fatigue accrue, des vertiges, et une perte d'énergie. Il est important d'écouter votre corps et de vous reposer si nécessaire.

2. Hypoglycémie

Le jeûne peut entraîner des hypoglycémies, en particulier chez les personnes diabétiques. Il est recommandé de consulter un médecin avant de commencer ce type de jeûne, surtout si vous avez des problèmes de santé préexistants.

3. Irritabilité et comportements alimentaires désordonnés

La restriction alimentaire peut provoquer de l'irritabilité et des comportements alimentaires désordonnés chez certaines personnes. Ce régime n'est pas approprié pour les enfants, les femmes enceintes ou allaitantes, et les personnes souffrant de troubles alimentaires.

Le jeûne intermittent 20/4 est une méthode efficace pour favoriser l'autophagie, ralentir le vieillissement, et améliorer la santé globale. Cependant, en raison de sa nature stricte, il est recommandé de commencer progressivement et de consulter un professionnel de santé avant de l'adopter. En intégrant cette méthode dans votre routine quotidienne, vous pouvez bénéficier d'une meilleure régulation métabolique, d'une perte de poids efficace, et d'une réduction du risque de diverses maladies. Adaptez le jeûne à vos besoins personnels et veillez à maintenir une alimentation équilibrée et une hydratation adéquate pendant les périodes de jeûne et d'alimentation.

Jeûne de 24 heures

Fréquence conseillée : Une fois par semaine ou une fois toutes les deux semaines.

Raisons : Cette fréquence permet à l'organisme de bénéficier des effets du jeûne, comme l'activation de l'autophagie, sans imposer un stress excessif sur le corps.

Le jeûne de 24 heures est aussi une pratique de plus en plus populaire, notamment en raison de ses nombreux bienfaits pour la santé. Cette approche, bien que moins exigeante qu'un jeûne prolongé, nécessite une préparation et une compréhension des mécanismes sous-jacents pour en maximiser les effets bénéfiques et minimiser les désagréments potentiels.

Les Bienfaits du jeûne de 24 heures

1. Mise au repos du système digestif

Le jeûne de 24 heures permet aux organes digestifs de se reposer. L'absence de nourriture signifie que l'estomac n'a pas à digérer, le pancréas n'a pas à sécréter l'insuline, et le foie et la vésicule biliaire ne sont pas sollicités. Ce repos digestif permet à l'organisme de rediriger son énergie vers d'autres processus, notamment la détoxification.

2. Stimulation des organes émonctoires :

En encourageant une hydratation abondante, le jeûne de 24 heures aide les organes émonctoires (reins, peau, poumons et intestins) à éliminer les toxines. L'eau consommée favorise la détoxification rapide de l'organisme.

3. Réduction du stress oxydatif :

Le jeûne provoque une légère augmentation du stress oxydatif, ce qui stimule l'organisme à produire plus d'enzymes antioxydantes. Cette adaptation renforce la résistance du corps au stress oxydatif à long terme.

4. Amélioration de la sensibilité à l'insuline :

En ne consommant aucun glucide pendant 24 heures, le pancréas ne sécrète pas d'insuline, ce qui aide à prévenir l'insulino-résistance. Une pratique régulière du jeûne de 24 heures peut ainsi contribuer à la gestion et à la prévention du diabète.

5. Renouer avec la sensation de faim

Le jeûne permet de réapprendre à écouter les signaux de faim et de satiété de son corps. En l'absence de nourriture, on devient plus conscient des véritables sensations de faim, ce qui peut aider à réguler son alimentation de manière plus intuitive et saine.

Préparation au jeûne de 24 heures

Choisir le bon moment

Il est impératif de choisir un moment propice pour jeûner. Évitez les périodes de stress intense ou de grande fatigue. Un jour calme, sans obligations sociales ni professionnelles, est idéal pour se concentrer sur son bien-être.

Descente alimentaire

La préparation au jeûne commence par une descente alimentaire la veille. Réduisez donc progressivement les protéines, les excitants et les céréales, pour ne consommer que des légumes et des tisanes. Cela prépare l'organisme à la privation de nourriture et minimise les réactions indésirables.

Pendant le jeûne

Hydratation

Buvez beaucoup d'eau et de tisanes tout au long de la journée. Un jus de citron dans de l'eau le matin et un bouillon de légumes clarifié sans sel ni gras sont également permis. Évitez les boissons excitantes comme le thé et le café.

Activité physique légère

Continuez à vous étirer et à marcher pour activer votre métabolisme, mais évitez les activités physiques intenses. Écoutez votre corps et reposez-vous si nécessaire.

Après le jeûne

Reprise alimentaire douce

La reprise alimentaire doit être progressive. Commencez par des légumes, puis introduisez progressivement les protéines végétales. Mangez léger et évitez les aliments gras et lourds pour permettre à votre système digestif de se réadapter en douceur.

Précautions et contre-indications

Bien que le jeûne de 24 heures soit généralement sans risque pour les personnes en bonne santé, il existe certaines contre-indications. Il est déconseillé aux femmes enceintes ou allaitantes, aux personnes souffrant de troubles du comportement alimentaire, de fatigue intense, ou de certaines maladies chroniques. En cas de doute, consultez un naturopathe ou un professionnel de santé avant de commencer.

Le jeûne de 24 heures est une méthode efficace pour améliorer la santé digestive, détoxifier l'organisme, et favoriser la longévité. En suivant les conseils de préparation, de pratique et de reprise, vous pouvez maximiser les bienfaits de cette approche tout en minimisant les inconforts. Écoutez votre corps, choisissez le bon moment et assurez-vous d'être bien hydraté pour une expérience de jeûne réussie et bénéfique.

Jeûne de 48 heures

Fréquence conseillée : Une fois par mois.
Raisons : Il est important de le pratiquer moins fréquemment, en raison de sa durée plus longue, pour éviter des carences nutritionnelles et minimiser le stress sur l'organisme.

Le jeûne de 48 heures, également connu sous le nom de jeûne hydrique, consiste à ne consommer que de l'eau pendant deux jours consécutifs. Cette pratique a de nombreux bienfaits sur la santé, notamment en matière de détoxification, de régulation corporelle, de réduction des risques de maladies cardiovasculaires, d'allongement de la longévité et de protection du cerveau. Examinons de plus près ces bienfaits et comment le jeûne de 48 heures peut favoriser l'autophagie.

1. Détoxification profonde

L'un des principaux bienfaits du jeûne de 48 heures est la détoxification profonde qu'il procure. Lorsque nous arrêtons de manger, notre corps cesse d'ingérer des substances potentiellement nuisibles telles que le sucre, les graisses, la caféine, l'alcool et le tabac. Mais ce n'est pas tout. Ce jeûne déclenche et de manière profonde également le processus de l'autophagie.

Mécanisme de nettoyage interne

Le jeûne hydrique est particulièrement efficace pour induire une autophagie profonde, car il réduit considérablement les niveaux d'insuline et augmente en retour ceux de glucagon, l'hormone qui stimule le processus de nettoyage.

2. Régulation corporelle

Le jeûne de 48 heures contribue également à la régulation de la composition corporelle en rééquilibrant les niveaux de lipides, protéines, cholestérol et triglycérides. Cette régulation est en partie due à l'augmentation de l'hormone de croissance humaine (HGH).

L'impact de l'hormone de croissance humaine (HGH)

L'HGH joue un rôle fondamental dans la régulation corporelle. Elle favorise la rétention de calcium, la synthèse des protéines musculaires, l'élimination des graisses stockées (lipolyse), la stabilisation de certaines caractéristiques physiologiques (homéostasie) et la stimulation du système immunitaire. Des études ont montré que le jeûne hydrique peut augmenter les niveaux de l'HGH de 300 %, ce qui explique pourquoi le jeûne peut entraîner une perte de poids significative, bien qu'une partie de cette perte soit initialement de l'eau.

3. Réduction des risques de maladies cardiovasculaires

Le jeûne de 48 heures a également des effets bénéfiques sur la santé cardiovasculaire. Il favorise la lipolyse et la régulation des macronutriments, ce qui peut réduire la pression sanguine, les taux de triglycérides et de cholestérol LDL (le mauvais cholestérol).

Des Études révélatrices

D'autre part, plusieurs études ont également montré que la pratique régulière du jeûne hydrique peut réduire le risque de maladies cardiovasculaires. Par exemple, une communauté religieuse pratiquant régulièrement le jeûne hydrique a montré une réduction de 12 % du risque de maladies coronariennes par rapport à des groupes qui ne jeûnaient pas. Ces effets protecteurs sont dus à la baisse des taux lipidiques et de la pression sanguine, qui sont des facteurs de risque majeurs pour les maladies cardiovasculaires.

4. Allongement de la longévité

Bien que la science soit toujours en train d'explorer ce domaine qui nourrit tant de fantasmes, il est d'ores et déjà suggéré que le jeûne de 48 heures contribue considérablement à l'allongement de la longévité. L'autophagie joue ici alors un rôle central.

Réparation et entretien cellulaire

L'autophagie ne se contente pas de détruire les cellules endommagées, elle les répare également. En éliminant les protéines et organites endommagés, l'autophagie peut réduire les risques de cancer, d'instabilité génomique et de dégénérescence des tissus. Cela contribue à ralentir le vieillissement et à renforcer les cellules contre les attaques microbiennes.

La diminution de l'activité autophagique avec l'âge peut entraîner une accumulation de macromolécules et organites endommagés, augmentant les risques de maladies dégénératives et de cancers. En maintenant une bonne activité autophagique par le jeûne, il est évident de prolonger la durée de vie en bonne santé.

5. Protection du cerveau

Le jeûne de 48 heures a également des effets protecteurs sur le cerveau. Des études sur des rats ont montré que le jeûne augmente la production de nouvelles cellules neuronales et réduit la mort de ces cellules.

Amélioration de la plasticité cérébrale

Cette augmentation de la plasticité cérébrale améliore les capacités d'apprentissage et de mémorisation, tout en augmentant la résistance aux troubles neurodégénératifs. Chez les humains, une restriction calorique pendant 48 heures augmente l'activité parasympathique du cerveau et réduit l'activité du lobe frontal, ce qui se traduit par une plus grande flexibilité mentale et une meilleure concentration.

Le jeûne de 48 heures est une pratique puissante pour favoriser l'autophagie, ce processus essentiel pour le nettoyage et la réparation cellulaire. Les bienfaits de ce jeûne hydrique incluent la détoxification profonde, la régulation corporelle, la réduction des risques de maladies cardiovasculaires, l'allongement de la longévité et la protection du cerveau. En intégrant le jeûne hydrique dans une routine de santé, il est possible de ralentir considérablement le vieillissement et de prolonger la durée de vie en bonne santé, tout en améliorant la qualité de vie.

Jeûne à jour alterné

Le jeûne à jour alterné est une forme de jeûne intermittent où vous alternez entre des jours de jeûne et des jours d'alimentation normale. Durant les jours de jeûne, l'apport calorique est limité entre 0 et environ 500 calories, soit un quart des besoins caloriques quotidiens. Les jours d'alimentation, vous pouvez consommer normalement les aliments et boissons de votre choix. Cette méthode présente de nombreux avantages pour la santé, mais elle comporte également des risques potentiels.

Les avantages scientifiquement prouvés du jeûne alterné

1. Perte de poids

Le jeûne à jour alterné est un outil efficace pour la perte de poids. Plusieurs études montrent des résultats prometteurs. Par exemple, une étude publiée dans le *"Nutrition Journal"* en 2013 a révélé que ce jeûne sur 12 semaines entraînait une perte significative de masse grasse. La combinaison de ce jeûne avec des exercices d'endurance augmente considérablement la perte de graisse, comme le suggère une étude publiée dans la revue *"Obesity"* en 2013.

2. Amélioration de la santé cardiaque

Les maladies cardiaques étant la principale cause de décès dans le monde, il est crucial de maintenir une bonne santé cardiaque. Le jeûne à jour alterné permet d'atteindre cet objectif en favorisant la perte de poids, en réduisant les niveaux de mauvais cholestérol, en augmentant le bon cholestérol, en abaissant la pression artérielle et en diminuant les triglycérides.

3. Meilleur contrôle de la glycémie

Le jeûne alterné permet de réguler la glycémie en réduisant les niveaux d'insuline et en augmentant la sensibilité à l'insuline. Des études montrent que la plupart des jeûnes intermittents, y compris le jeûne à jour alterné, réduisent la glycémie à jeun et améliore le métabolisme du glucose.

4. Promotion de l'autophagie

Le jeûne à jour alterné prévient de nombreuses maladies, y compris les infections, les maladies cardiaques, l'obésité et le cancer. Ce jeûne à court et à long terme déclenche l'autophagie, contribuant ainsi à la santé cellulaire.

5. Prolongation de la durée de vie

Des études sur des animaux ont montré que la restriction calorique, obtenue par le jeûne à jour alterné, prolonge la durée de vie. Les résultats suggèrent que ce type de jeûne pourrait aussi retarder l'apparition des maladies liées à l'âge, y compris le cancer.

Les risques potentiels du jeûne alterné

1. Effets secondaires à court terme

Les effets secondaires du jeûne alterné peuvent inclure la constipation, les vertiges, la faiblesse générale, la mauvaise haleine, les troubles du sommeil, et des perturbations du cycle menstruel chez les femmes. Ces effets sont généralement légers et disparaissent une fois que le corps s'adapte.

2. Précautions pour les groupes spécifiques

Les personnes souffrant de maladies chroniques, telles que l'hypertension artérielle et le diabète, doivent consulter un professionnel de la santé avant de commencer le jeûne à jour alterné. De même, les femmes enceintes ou allaitantes, les enfants et les personnes en insuffisance pondérale doivent obtenir l'approbation de leur médecin.

Alimentation pendant les jours de jeûne

Pendant les jours de jeûne, il est important de choisir des aliments et des boissons qui soutiennent la santé tout en respectant la limite calorique. Voici quelques conseils :

Sans calories : Consommez de l'eau, du thé ou du café sans sucre pour éviter la déshydratation et la faim.

Avec environ 500 calories : Optez pour des aliments riches en protéines et faibles en calories, tels que la viande maigre, les œufs, et les légumes. Les soupes sont également un excellent choix pour leur apport nutritionnel et leur douceur pour l'intestin.

Exemple de programme de jeûne à jour alterné

Pour réussir efficacement le jeûne à jour alterné, il est important de suivre une démarche bien structurée. Voici un exemple de programme détaillé sur 7 jours qui vous aidera à démarrer et à maximiser les bénéfices du jeûne tout en minimisant les risques.

Jour 1 : jour de jeûne

Matin : Un grand verre d'eau, thé vert sans sucre.

Déjeuner : Salade verte avec des légumes frais (pas de vinaigrette riche en calories), une petite portion de poulet grillé.

Après-midi : Eau, thé vert ou tisane sans sucre.

Dîner : Soupe de légumes (bouillon clair), un yaourt grec nature.

Hydratation : Au moins 2 litres d'eau répartis tout au long de la journée.

Jour 2 : jour d'alimentation normale

Petit-déjeuner : Flocons d'avoine avec des baies et des noix, café ou thé.

Déjeuner : Poisson grillé avec des légumes vapeur, quinoa.

Collation : Une pomme ou une poignée d'amandes.

Dîner : Poulet rôti avec des légumes rôtis, salade verte.

Hydratation : Au moins 2 litres d'eau.

Jour 3 : jour de jeûne

Matin : Un grand verre d'eau, thé à la menthe sans sucre.

Déjeuner : Soupe miso avec des légumes, tofu.

Après-midi : Eau, thé vert ou tisane sans sucre.

Dîner : Salade verte avec une vinaigrette légère (citron et huile d'olive), une petite portion de saumon grillé.

Hydratation : Au moins 2 litres d'eau.

Jour 4 : jour d'alimentation normale

Petit-déjeuner : Smoothie aux fruits et protéines végétales.

Déjeuner : Wrap au poulet et légumes avec une sauce légère au yaourt.

Collation : Yaourt grec avec des baies.

Dîner : Steak de bœuf maigre avec des haricots verts et des patates douces rôties.

Hydratation : Au moins 2 litres d'eau.

Jour 5 : jour de jeûne

Matin : Un grand verre d'eau, thé vert sans sucre.

Déjeuner : Salade de légumes avec du thon en conserve (à l'eau).

Après-midi : Eau, thé vert ou tisane sans sucre.

Dîner : Soupe aux légumes avec un morceau de pain complet.

Hydratation : Au moins 2 litres d'eau.

Jour 6 : jour d'alimentation normale

Petit-déjeuner *:* Œufs brouillés avec des épinards et des tomates, café ou thé.

Déjeuner *:* Poulet grillé avec des légumes au four et du riz brun.

Collation *:* Carottes et houmous.

Dîner *:* Poisson cuit au four avec des asperges et une salade de quinoa.

Hydratation *:* Au moins 2 litres d'eau.

Jour 7 : jour de jeûne

Matin *:* Un grand verre d'eau, thé à la camomille sans sucre.

Déjeuner *:* Soupe de lentilles avec des légumes.

Après-midi *:* Eau, thé vert ou tisane sans sucre.

Dîner *:* Salade de roquette avec des morceaux de poulet grillé et une vinaigrette légère.

Hydratation *:* Au moins 2 litres d'eau.

Cet exemple de programme vous aidera à démarrer votre parcours de jeûne à jour alterné de manière sûre et efficace, en maximisant les avantages pour la santé tout en minimisant les risques potentiels.

Conseils

Intégrez des exercices modérés comme la marche, le yoga ou des étirements légers, en particulier les jours de jeûne. Surveillez vos réactions corporelles et consultez un professionnel de la santé si vous ressentez des effets secondaires indésirables.

Le jeûne à jour alterné est une méthode puissante pour perdre du poids et améliorer la santé globale. Il offre de nombreux avantages, notamment la réduction du risque de maladies cardiaques et l'amélioration du métabolisme du glucose. Bien que ce type de jeûne soit sûr pour la plupart des personnes, il est important de consulter des experts pour élaborer un plan adapté à vos besoins spécifiques et minimiser les risques potentiels. Pour des résultats optimaux, un suivi professionnel est recommandé.

Jeûne thérapeutique

Le jeûne thérapeutique est une pratique ancienne ayant traversé les âges, depuis les enseignements d'Hippocrate jusqu'aux approches modernes. Il repose sur l'idée que la privation alimentaire temporaire favorise l'auto-guérison et la régénération corporelle. Ce processus est parfois comparé à un « *nettoyage de printemps* » interne, visant à éliminer les toxines, réduire l'inflammation et stimuler les mécanismes de réparation de l'organisme.

Méthodes et approches du jeûne thérapeutique

Le jeûne thérapeutique peut se manifester sous différentes formes, chacune ayant des objectifs spécifiques et des méthodes variées :

1. Jeûne selon Buchinger

Origine : Développé par le médecin *Otto Buchinger*, ce jeûne est l'un des plus répandus.

Méthode : Il consiste à consommer uniquement deux à trois litres d'eau, du thé non sucré, un bouillon de légumes à midi, et un verre de jus de fruits ou de légumes avec un peu de miel le matin et le soir. La consommation calorique ne dépasse pas 500 kcal par jour.

Objectifs : Ce jeûne permet de réduire l'inflammation, de stimuler l'autoguérison et de purifier le corps en profondeur.

2. Méthode FX Mayr

Origine : Créée par le docteur ***Franz Xaver Mayr***, cette méthode est également connue sous le nom de « régime au lait et aux petits pains ».

Méthode : On consomme un petit pain et du lait le matin et à midi, après une cure préliminaire de repas légers. Ce régime est conçu pour un nettoyage intestinal en profondeur.

Objectifs : Favoriser la détoxication intestinale et améliorer la digestion.

3. Jeûne à base de Jus

Méthode : Consommation jusqu'à 1,5 litre de jus de fruits ou de légumes par jour pendant une période de trois à cinq jours.

Objectifs : Ce jeûne est plus léger et facilite une purification rapide, tout en apportant des nutriments essentiels via les jus.

4. Jeûne à base de Crèmes/Bouillies de Céréales

Méthode : Boire des bouillies de céréales (orge, avoine, riz) par petites gorgées plusieurs fois par jour.

Objectifs : Adapté aux personnes ayant une muqueuse gastrique sensible et préférant éviter les jus.

Préparation au jeûne thérapeutique

La préparation est cruciale pour optimiser les bienfaits du jeûne et minimiser les effets secondaires :

1. Préparation alimentaire

Avant le jeûne : Prévoir un ou deux jours de repos digestif, en évitant le café, l'alcool et les aliments riches. Opter pour des repas légers comme des légumes vapeur et des céréales complètes.

Nettoyage des intestins : Certaines méthodes, comme le jeûne selon Buchinger, incluent un nettoyage intestinal avec du sel de Glauber ou du sulfate de magnésium.

2. Organisation et cadre

Environnement : Il est recommandé de prendre un congé pendant la cure pour se reposer et éviter le stress. L'activité physique légère est également conseillée.

Planification : Adapter son emploi du temps pour permettre une transition en douceur et éviter les perturbations.

Phases du jeûne et effets sur l'organisme

1. Phase initiale

Utilisation des réserves : L'organisme commence par utiliser le glycogène stocké dans le foie, puis passe aux réserves de protéines et lipides.

__Autophagie__ : Activation de l'autophagie, favorisant une meilleure régénération cellulaire.

2. Phase de transition

__Métabolisme cérébral__ : Au début, le cerveau utilise principalement le glucose, mais passe aux corps cétoniques en l'absence prolongée de nourriture (solide).

__Économie des protéines__ : L'organisme réduit la consommation de protéines, augmentant la combustion des lipides.

3. Phase de réalimentation

__Rupture du jeûne__ : La reprise alimentaire doit être progressive pour éviter les troubles digestifs. Consommer des aliments légers comme des pommes, des soupes et des légumes vapeur.

Effets secondaires et précautions

1. Effets courants

Problèmes circulatoires et fatigue *:* Possibles durant les premiers jours.

Maux de tête *:* Souvent dus au manque de caféine.

Troubles digestifs *:* Goutte, troubles cardiaques ou reflux, surtout dans les jeûnes prolongés.

2. Précautions

Consultation médicale *:* Indispensable pour les personnes ayant des conditions médicales préexistantes, prenant des médicaments régulièrement ou ayant des troubles alimentaires.

Le jeûne thérapeutique, tout en offrant des avantages significatifs pour la santé, tels que la réduction de l'inflammation, l'activation de l'autophagie et l'amélioration du bien-être général, nécessite une préparation adéquate et une supervision appropriée pour éviter des effets indésirables. Lorsqu'il est pratiqué correctement, il peut être un puissant outil de régénération et de maintien de la santé, tout en permettant un vieillissement plus lent et une vie prolongée.

Régime 5:2

Fréquence conseillée : *Deux jours par semaine, de manière non consécutive.*
Principe : *Pendant deux jours de la semaine, vous consommez environ 500-600 calories, tandis que les cinq autres jours, vous mangez normalement.*

Bien différent du jeûne de 48 heures, le régime 5:2, également connu sous le nom de jeûne intermittent 5:2, est une approche alimentaire qui implique cinq jours de consommation alimentaire normale et deux jours de restriction calorique sévère par semaine. Ce régime est populaire non seulement pour la gestion du poids, mais aussi pour ses effets sur la santé cellulaire, notamment l'activation de l'autophagie.

Principes de base du régime 5:2

Le régime 5:2 s'appuie sur l'alternance entre des phases d'alimentation normale et des phases de jeûne. Les jours de jeûne, l'apport calorique est limité à environ 500 calories pour les femmes et 600 calories pour les hommes. Les autres jours, on peut manger normalement, sans restrictions particulières.

L'idée est de retrouver un rythme alimentaire plus proche de celui de nos ancêtres chasseurs-cueilleurs, qui connaissaient des périodes de pénurie alimentaire et mangeaient moins fréquemment.

Comment le régime 5:2 favorise-t-il la perte de poids ?

Les jours de jeûne, la consommation est limitée à 25% des besoins caloriques quotidiens. Cette restriction calorique crée un déficit énergétique hebdomadaire, facilitant la perte de poids. Les études montrent que cette méthode est aussi efficace qu'un régime hypocalorique quotidien pour la perte de poids et l'amélioration des paramètres métaboliques.

Les bienfaits du régime 5:2

1-*Perte de poids* : Diminution de la masse grasse.

2-*Amélioration des lipides sanguins* : Augmentation de la taille des particules de LDL, réduisant le risque d'athérosclérose.

3-*Réduction de l'inflammation* : Baisse des taux de protéine C-réactive et d'adiponectine.

4-*Diminution de la résistance à l'insuline* : Amélioration de la sensibilité à l'insuline, bénéfique pour les personnes en surpoids ou obèses.

5-*Augmentation de la longévité* : Réduction des niveaux d' IGF-1, une hormone liée au vieillissement cellulaire et au cancer.

Exemple de programme du régime 5:2 sur une semaine

Le régime 5:2 consiste à manger normalement pendant cinq jours de la semaine et à réduire l'apport calorique à environ 500-600 calories pendant deux jours non consécutifs. Voici un exemple de programme détaillé pour une semaine :

Lundi (jour de jeûne/environ 500-600 kcal)

Petit-déjeuner

1 œuf à la coque (68 kcal)

1/2 pamplemousse (52 kcal)

Déjeuner

Salade italienne (tomates, olives, roquette, mozzarella, pâtes complètes, jambon cru) (320 kcal)

Compote (60 kcal)

Dîner

Soupe de légumes verts (100 kcal)

Total : 600 kcal

Mardi (alimentation classique)

Petit-déjeuner

Muesli d'avoine aux amandes, lait de soja (300 kcal)

1 orange (62 kcal)

Thé (0 kcal)

Déjeuner

Salade de concombre (50 kcal)

Poulet mariné aux herbes et citron (200 kcal)

Pomme de terre vapeur (150 kcal)

Brocoli (55 kcal)

Soupe de mangue (100 kcal)

Collation

Bâtonnets de crudités (50 kcal)

Beurre de cacahuète (90 kcal)

Dîner

Wok de légumes verts aux nouilles chinoises et au poulet (350 kcal)

Fromage léger (80 kcal)

Fruit (60 kcal)

Total : 1547 kcal

Mercredi (alimentation classique)

Petit-déjeuner

Pudding de graines de chia à la poire (200 kcal)

Tranche de pain complet (80 kcal)

Café (0 kcal)

Déjeuner

Salade verte (50 kcal)

Sandwich de pain complet au thon (350 kcal)

Yaourt (80 kcal)

Fruit (60 kcal)

Collation

1 poignée d'amandes (160 kcal)

1 compote (60 kcal)

Dîner

Toast de pain complet avocat et saumon fumé au citron (300 kcal)

Assiette de légumes verts (100 kcal)

2 tranches de blanc de dinde (60 kcal)

Total : 1500 kcal

Jeudi (jour de jeûne/environ 500-600 kcal)

Petit-déjeuner

Œufs brouillés (140 kcal)

Toast de pain complet à la confiture (120 kcal)

1 orange (62 kcal)

Déjeuner

Chili végétarien aux haricots rouges (200 kcal)

1/2 tasse de riz brun (90 kcal)

Total : 612 kcal

Vendredi (alimentation classique)

Petit-déjeuner

1 œuf à la coque (68 kcal)

1/2 pamplemousse (52 kcal)

Déjeuner

Salade italienne (tomates, olives, roquette, mozzarella, pâtes complètes, jambon cru) (320 kcal)

Compote (60 kcal)

Collation

Yaourt de soja au muesli et fruits rouges (150 kcal)

Dîner

Soupe de légumes verts (100 kcal)

Salade de lentilles vertes au tofu grillé (250 kcal)

Légumes et curry (100 kcal)

Tranche de pain complet (80 kcal)

Yaourt (80 kcal)

Total : 1260 kcal

Petit-déjeuner

Muesli d'avoine aux amandes, lait de soja (300 kcal)

1 orange (62 kcal)

Thé (0 kcal)

Déjeuner

Salade de concombre (50 kcal)

Poulet mariné aux herbes et citron (200 kcal)

Pomme de terre vapeur (150 kcal)

Brocoli (55 kcal)

Soupe de mangue (100 kcal)

Collation

Bâtonnets de crudités (50 kcal)

Beurre de cacahuète (90 kcal)

Dîner

Wok de légumes verts aux nouilles chinoises et au poulet (350 kcal)

Fromage léger (80 kcal)

Fruit (60 kcal)

Total : 1547 kcal

Dimanche (alimentation classique)

Petit-déjeuner

Pudding de graines de chia à la poire (200 kcal)

Tranche de pain complet (80 kcal)

Café (0 kcal)

Déjeuner

Salade verte (50 kcal)

Sandwich de pain complet au thon (350 kcal)

Yaourt (80 kcal)

Fruit (60 kcal)

Collation

1 poignée d'amandes (160 kcal)

1 compote (60 kcal)

Dîner

Toast de pain complet avocat et saumon fumé au citron (300 kcal)

Assiette de légumes verts (100 kcal)

2 tranches de blanc de dinde (60 kcal)

Total : 1500 kcal

Cet exemple de programme assure une alimentation variée et équilibrée tout en respectant le principe du jeûne intermittent 5:2. Les jours de jeûne sont composés de repas légers et nutritifs, tandis que les jours d'alimentation classique fournissent tous les nutriments essentiels pour maintenir une bonne santé.

Avantages et inconvénients du régime 5:2

Avantages

Facile à comprendre et à appliquer.

Perte de poids naturelle et durable.

Adaptable à tous les modes de vie.

Plaisir alimentaire conservé les jours d'alimentation normale.

Meilleure tolérance à l'insuline et lutte contre le diabète.

Amélioration des performances physiques et bien-être général.

Réduction du vieillissement cellulaire et de l'inflammation chronique.

Inconvénients

Peut être difficile à suivre les premiers temps.

Tolère peu d'écarts.

Symptômes désagréables au début (irritabilité, maux de tête).

Nécessite organisation et rigueur.

Moins compatible socialement les jours de jeûne.

Risque de compensation alimentaire anarchique les jours normaux.

Besoin de compter les calories et de connaissances en nutrition.

Recommandations et précautions

Contre-indications

Femmes enceintes et allaitantes.

Diabète de type 1.

Moins de 18 ans et plus de 70 ans.

Insuffisance pondérale.

Difficultés potentielles

Sensation de faim initiale, qui diminue avec le temps.

Importance de l'hydratation pour éviter les maux de tête.

Adaptation nécessaire sur 3 à 6 semaines.

Planification des jours de jeûne pour éviter les engagements sociaux.

Compatibilité avec le sport

Le régime 5:2 est compatible avec une activité physique régulière. Il peut même améliorer les performances sportives et réduire le stress oxydatif. Toutefois, une adaptation et un accompagnement par des professionnels de santé sont recommandés pour une pratique sécurisée.

Prévenir la reprise de poids

Pour éviter de reprendre du poids après le régime 5:2, il est essentiel de continuer à appliquer les principes d'alimentation équilibrée et de maintenir une journée de jeûne par semaine.

En conclusion, le régime 5:2 est une méthode flexible et efficace pour perdre du poids, améliorer la santé métabolique, et prolonger la longévité grâce à l'autophagie. Adopter ce régime peut nécessiter un temps d'adaptation, mais il offre de nombreux avantages pour ceux qui cherchent à améliorer leur santé globale et leur bien-être.

Jeûne de 72 heures

Fréquence conseillée : *Une fois tous les 2 à 3 mois.*
Principe : *3 jours consécutifs sans consommation d'aliment solide.*

Le jeûne de 72 heures est une pratique millénaire qui a également de nombreux bienfaits sur la santé. Le jeûne de 72 heures ou jeûne de 3 jours, se distingue par sa capacité à purifier l'organisme de manière très profonde, en éliminant les toxines et en améliorant plus efficacement le système immunitaire.

C'est une pratique alimentaire qui implique de s'abstenir complètement de toute consommation calorique pendant une période de trois jours consécutifs.

Pourquoi faire un jeûne de 72 heures ?

Le jeûne de 3 jours permet une régénération accrue du système immunitaire en stimulant les réactions de l'organisme face à l'absence prolongée de nourriture. Durant ces 72 heures, le corps pratique une autolyse très profonde, un processus où il digère les cellules déjà présentes, en particulier les cellules endommagées ou inutiles, favorisant ainsi l'autophagie.

Les mécanismes du jeûne de 72 heures

Glycogénolyse : Durant les premières heures de jeûne, le corps utilise le glucose stocké dans le foie et les muscles.

Néoglucogenèse : Ensuite, il commence à convertir les graisses en glucose, ce qui entraîne une libération importante des toxines et stimule la régénération cellulaire.

Autophagie : Après environ 24 à 36 heures de jeûne, le corps intensifie le processus d'autophagie en favorisant la production de nouvelles cellules saines.

Les bienfaits du jeûne de 72 heures

Les bienfaits du jeûne de 3 jours sont nombreux et incluent :

La régénération du système immunitaire : La privation de nourriture stimule la production de nouvelles cellules immunitaires.

__La perte de poids__ : Le jeûne entraîne la combustion des graisses et aide à rééquilibrer la production d'insuline.

__La stimulation de l'autophagie__ : Le nettoyage des cellules endommagées pour ralentir le processus de vieillissement cellulaire.

__L'amélioration de la vitalité__ : Le jeûne favorise la régénération de l'organisme, du système immunitaire et digestif.

Les différentes formes de jeûne de 72 heures

Jeûne hydrique

Le jeûne hydrique de 3 jours consiste à supprimer les aliments tout en maintenant une importante consommation d'eau, d'infusions et de bouillons de légumes. C'est la forme la plus courante et la plus sûre.

Jeûne sec

Le jeûne sec de 3 jours, qui supprime également tout liquide, est plus risqué et doit être réalisé sous supervision médicale.

Préparer et réussir un jeûne de 72 heures

Il est recommandé de réduire ses activités professionnelles et de privilégier des pratiques physiques douces comme la marche ou le yoga, et des activités intellectuelles et spirituelles comme la méditation, la lecture ou la musique.

Phase de descente alimentaire

Avant de commencer le jeûne, une phase de descente alimentaire sur 3 jours est essentielle pour préparer le corps :

Jour 1 : Élimination des excitants (alcool, café, tabac), des aliments raffinés et des protéines animales.

Jour 2 : Élimination des féculents et des légumineuses.

__Jour 3__ : Consommation exclusive de fruits, légumes crus et cuits, soupes et jus de légumes.

Phase de jeûne

Pendant le jeûne, il est crucial de rester actif avec des activités physiques douces pour stimuler les organes émonctoires et activer la circulation sanguine et lymphatique. La consommation de 2 à 3 litres de liquides par jour est recommandée pour drainer et éliminer les déchets.

Phase de reprise alimentaire

La reprise alimentaire doit être progressive et dure au moins la moitié de la durée du jeûne. Elle commence par des soupes et jus de légumes, puis réintroduit progressivement les différentes catégories d'aliments en écoutant ses sensations.

Précautions et contre-indications

Le jeûne de 3 jours comporte des contre-indications pour certaines personnes :

Femmes enceintes et allaitantes

Jeunes enfants et adolescents en croissance

Personnes âgées

Personnes souffrant de troubles du comportement alimentaire, d'insuffisance rénale ou hépatique, d'insuffisance cardiaque ou de troubles du rythme cardiaque, d'hypotension, de fatigue chronique, ou suivant un traitement médicamenteux.

Des effets indésirables peuvent également survenir, tels que la sensation de faim, fatigue, variations de l'humeur, baisse de l'énergie, migraines, diarrhées ou nausées. Il est donc conseillé de consulter un médecin ou un naturopathe avant de commencer.

Le jeûne de 72 heures est une méthode efficace pour purifier l'organisme, favoriser l'autophagie, ralentir le vieillissement et améliorer la vitalité. En suivant un programme bien structuré et en prenant les précautions nécessaires, vous pouvez tirer le maximum de bienfaits de cette pratique millénaire.

En conclusion, il est indéniable que le jeûne, en particulier lorsqu'il est prolongé, offre des avantages considérables pour la santé. Plus la période de jeûne est longue, plus les effets bénéfiques sont nombreux, notamment grâce à une autophagie plus profonde et efficace. Parmi ces bienfaits, on note une régénération accrue du système immunitaire, une perte de poids durable, une réduction considérable de l'inflammation, un ralentissement très efficace du vieillissement cellulaire, ainsi qu'une énorme amélioration de la vitalité générale. Ces résultats sont le fruit d'une purification intense de l'organisme et de la stimulation des mécanismes de réparation cellulaire.

Cependant, pour ceux qui souhaitent s'engager dans un jeûne prolongé au-delà de 72 heures, il est essentiel de le faire sous supervision médicale. Comme mentionné précédemment, cet ouvrage se concentre sur des jeûnes et régimes accessibles et comportant moins de risques, afin que chacun puisse en tirer profit en toute sécurité. Le jeûne peut être une pratique puissante et bénéfique, à condition d'être bien informé et accompagné dans sa démarche.

Partie 2

L'hypoxie

Définie comme une diminution de la concentration d'oxygène dans les tissus, l'hypoxie peut être utilisée de manière stratégique pour activer l'autophagie, cruciale pour le maintien de l'homéostasie et la réponse au stress.

Des exercices physiques intenses ciblant certaines parties du corps peuvent induire une hypoxie locale, stimulant ainsi l'autophagie dans les muscles sollicités. Cette activation locale de l'autophagie peut contribuer à la réparation et au renforcement musculaire, ainsi qu'à la prévention de maladies dégénératives.

Maîtriser l'hypoxie par le biais d'exercices ciblés permet donc d'exploiter les bénéfices de l'autophagie de manière précise et efficace. Cette approche ouvre de nouvelles perspectives pour l'optimisation des performances physiques et la santé globale.

Hypoxie locale et organes sollicités

L'hypoxie locale, résultant d'une activité physique intense ciblant des parties spécifiques du corps, a des effets profonds sur notre organisme. En créant une demande en oxygène supérieure à l'apport, cette condition favorise des adaptations cellulaires et physiologiques essentielles pour la survie et la performance musculaire.

Activation du facteur inductible par l'hypoxie (HIF-1α)

Mécanisme de stabilisation de HIF-1α

Sous des conditions normales d'oxygène (normoxie), HIF-1α est rapidement dégradé par le système ubiquitine-protéasome. Cependant, en présence d'hypoxie, cette dégradation est inhibée, permettant à HIF-1α de s'accumuler dans le noyau cellulaire. HIF-1α se lie alors à HIF-1β, formant un complexe qui régule l'expression de gènes adaptatifs.

Rôles physiologiques de HIF-1α

HIF-1α régule plusieurs gènes impliqués dans l'angiogenèse, la glycolyse, et l'érythropoïèse, adaptant ainsi le métabolisme cellulaire à des conditions de faible oxygénation. Par exemple, l'activation de gènes glycolytiques permet aux cellules de produire de l'énergie en l'absence d'oxygène, tandis que l'induction de VEGF (vascular endothelial growth factor) favorise la formation de nouveaux vaisseaux sanguins.

L'autophagie : un mécanisme de survie cellulaire (musculaire)

Définition et importance

L'autophagie qui est un processus catabolique où les cellules dégradent et recyclent leurs propres composants endommagés ou superflus, est aussi particulièrement crucial en période de stress comme l'hypoxie, où les ressources énergétiques et celles de construction sont limitées.

Autophagie induite par l'hypoxie

L'hypoxie locale, via l'activation de HIF-1α et d'autres voies de signalisation, stimule l'autophagie. Processus au cours duquel les cellules musculaires en particulier, éliminent les mitochondries endommagées (mitophagie), réduisent la production de radicaux libres et minimisent les dommages oxydatifs. Ce qui permet alors une régénération plus efficace des tissus musculaires après l'exercice intense.

L'angiogenèse : formation de nouveaux vaisseaux sanguins

Rôle de VEGF dans l'angiogenèse

L'angiogenèse est le processus de formation de nouveaux vaisseaux sanguins à partir de vaisseaux préexistants. VEGF, un facteur clé régulé par HIF-1α, joue un rôle central dans ce processus. En réponse à l'hypoxie, les niveaux de VEGF augmentent, stimulant la prolifération et la migration des cellules endothéliales pour former de nouveaux capillaires.

Bénéfices de l'angiogenèse pour les muscles

L'augmentation de la densité capillaire dans les muscles sollicités améliore l'apport en oxygène et en nutriments, facilitant ainsi la récupération et la croissance musculaire. De plus, une meilleure vascularisation permet d'évacuer plus efficacement les déchets métaboliques, réduisant ainsi la fatigue muscuaire et améliorant la performance à long terme.

Applications pratiques et perspectives

Réhabilitation et renforcement musculaire

Utiliser l'hypoxie locale par des exercices physiques ciblés peut être une stratégie efficace pour la réhabilitation des muscles endommagés et pour le renforcement musculaire. En favorisant l'autophagie et l'angiogenèse, ces exercices permettent une récupération plus rapide et une amélioration durable de la fonction musculaire.

Prévention des maladies dégénératives

Les mécanismes adaptatifs induits par l'hypoxie locale peuvent également jouer un rôle dans la prévention des maladies dégénératives, telles que la sarcopénie et d'autres affections liées à l'âge. En maintenant une bonne santé musculaire et une vascularisation adéquate, il est possible de ralentir le processus de dégénérescence tissulaire.

Maîtriser l'hypoxie locale par des exercices physiques intenses ciblant certaines parties du corps est une approche prometteuse pour améliorer la résilience et la fonctionnalité des tissus musculaires. En activant des mécanismes adaptatifs tels que l'autophagie et l'angiogenèse, cette stratégie offre des bénéfices significatifs pour la santé et la performance physique, ouvrant des perspectives nouvelles pour la réhabilitation et la prévention des maladies.

Stratégies d'exercice pour maximiser l'autophagie

Bien que l'exercice de haute intensité soit particulièrement efficace pour induire une hypoxie, pour maximiser les bienfaits de l'autophagie, il est important de trouver un équilibre entre intensité et récupération.

Entraînement par intervalles à haute intensité (HIIT)

L'entraînement par intervalles à haute intensité (HIIT) est une méthode d'exercice qui alterne des périodes d'effort intense avec des périodes de récupération ou d'exercice modéré. Cette méthode est particulièrement efficace pour induire une hypoxie locale dans les muscles ciblés, stimulant ainsi le processus de dégradation et de recyclage des composants cellulaires endommagés ou inutiles.

Comment le HIIT induit l'hypoxie et active l'autophagie

Pendant les phases d'effort intense du HIIT, la demande en oxygène des muscles sollicités dépasse souvent l'approvisionnement disponible. Cette situation crée une hypoxie locale, c'est-à-dire une diminution de l'oxygène disponible dans les tissus musculaires. La réponse naturelle du corps à cette hypoxie est de déclencher l'autophagie pour recycler les composants cellulaires endommagés et fournir l'énergie nécessaire à partir des réserves internes.

Les muscles en hypoxie activent des voies métaboliques spécifiques, comme la voie de l'AMPK (protéine kinase activée par l'AMP), qui détectent le faible niveau d'énergie et stimulent l'autophagie pour maintenir l'homéostasie cellulaire.

En recyclant les protéines mal repliées et les organites endommagés, l'autophagie aide à préserver la fonction musculaire et à prévenir l'accumulation de débris cellulaires toxiques, améliorant ainsi la performance et la récupération musculaire.

Bénéfices du HIIT pour les parties du corps sollicitées

Le HIIT présente plusieurs avantages pour les parties du corps ciblées :

1. Muscles

Augmentation de la masse musculaire

Les efforts intenses favorisent la synthèse des protéines musculaires en induisant des micro-déchirures dans les fibres musculaires, qui sont ensuite réparées et renforcées. Cette réparation entraîne une augmentation de la taille et de la force des muscles. Le HIIT active également la voie mTOR (mammalian target of rapamycin), essentielle pour la croissance musculaire. De plus, l'augmentation de la production d'hormones anaboliques telles que la testostérone et l'hormone de croissance (GH) contribue à maximiser l'hypertrophie musculaire.

Amélioration de la capacité aérobie et anaérobie

Le HIIT entraîne les muscles à devenir plus efficaces dans l'utilisation de l'oxygène, augmentant ainsi la capacité aérobie. Simultanément, il améliore la capacité anaérobie en augmentant la production d'enzymes responsables de la glycolyse, processus qui permet la production d'énergie en l'absence d'oxygène. Ces adaptations permettent aux muscles de soutenir des efforts intenses sur de plus longues périodes et de récupérer plus rapidement après l'effort.

Réduction des dommages musculaires

L'autophagie, déclenchée par le HIIT, aide à éliminer les composants cellulaires endommagés et les protéines mal repliées. Ce processus de nettoyage cellulaire réduit le risque de blessures et de maladies musculaires. En outre, l'élimination des déchets cellulaires permet aux muscles de fonctionner plus efficacement et de se réparer plus rapidement, améliorant ainsi la santé et la longévité des tissus musculaires.

2. Cœur et Système Cardiovasculaire

Renforcement du cœur

Les efforts intenses caractéristiques du HIIT augmentent la capacité cardiaque et l'efficacité du pompage sanguin. En sollicitant le cœur à des intensités élevées, le HIIT améliore la force et l'endurance du muscle cardiaque, permettant ainsi de pomper plus de sang à chaque battement. Cette augmentation du volume d'éjection systolique réduit la fréquence cardiaque au repos et pendant l'effort, diminuant ainsi le stress cardiaque et favorisant une meilleure santé cardiovasculaire globale.

Amélioration de la circulation sanguine

Le HIIT stimule la formation de nouveaux capillaires, un processus appelé angiogenèse, améliorant ainsi l'apport d'oxygène et de nutriments aux muscles. Cette augmentation de la densité capillaire permet une meilleure élimination des déchets métaboliques et une amélioration des échanges gazeux dans les tissus.

En conséquence, les muscles bénéficient d'un approvisionnement plus efficace en oxygène et en nutriments, ce qui améliore leur performance et leur récupération. De plus, une meilleure circulation sanguine contribue à une pression artérielle plus stable et à une réduction du risque de maladies cardiovasculaires.

3. Métabolisme

Augmentation du métabolisme de base

Le HIIT élève le taux métabolique de repos, favorisant une plus grande dépense calorique même après l'exercice. Cela se produit grâce à l'effet EPOC (Excess Post-Exercise Oxygen Consumption), où le corps continue de consommer de l'oxygène à un taux accru pour rétablir l'équilibre métabolique, réparer les tissus musculaires et reconstituer les réserves d'énergie. Cette augmentation du métabolisme de base permet de brûler plus de calories au repos, contribuant ainsi à la perte de graisse et à la gestion du poids à long terme.

Le HIIT aide à réguler les niveaux de glucose sanguin et à prévenir la résistance à l'insuline. En sollicitant intensément les muscles, le HIIT améliore leur capacité à utiliser le glucose comme source d'énergie, ce qui augmente la sensibilité à l'insuline. Cela signifie que les cellules du corps deviennent plus efficaces pour absorber le glucose présent dans le sang, réduisant ainsi les risques de développement de diabète de type 2. De plus, cette amélioration de la gestion du glucose sanguin contribue à une énergie plus stable et à une meilleure performance physique et mentale au quotidien.

Durée des exercices intenses et temps de récupération

Pour maximiser les bienfaits du HIIT et de l'autophagie, il est essentiel de respecter un équilibre adéquat entre les périodes d'exercice intense et de récupération. Voici des recommandations générales :

1. Durée des exercices intenses

Chaque intervalle d'effort intense devrait durer entre 20 secondes et 2 minutes, en fonction de l'intensité de l'exercice et du niveau de condition physique de l'individu. L'objectif est de maintenir une intensité suffisamment élevée pour déclencher une hypoxie locale, pour que les muscles sollicités manquent temporairement d'oxygène. Cela se manifeste par une augmentation de la fréquence cardiaque, une respiration rapide et une sensation de brûlure musculaire due à l'accumulation d'acide lactique. Des exercices comme les sprints, les burpees, les squats avec saut et les pompes sont particulièrement efficaces pour atteindre cette intensité.

2. Temps de récupération

La récupération active (exercice modéré comme la marche ou le jogging léger) ou passive (repos complet) entre les intervalles devrait durer entre 10 secondes et 2 minutes, voire plus. Cette phase de récupération permet au corps de reconstituer ses réserves d'énergie et de se préparer pour le prochain intervalle intense. Une récupération adéquate entre les séances de HIIT est primordiale pour permettre au corps de se régénérer et de s'adapter aux sollicitations.

Pour un novice, il est recommandé de pratiquer le HIIT 2 à 3 fois par semaine, avec au moins 48 heures de repos entre les séances pour éviter le surentraînement et permettre une récupération complète..

En conclusion, le HIIT est une méthode efficace pour induire une hypoxie locale, stimulant ainsi l'autophagie et apportant des bénéfices significatifs pour la santé musculaire, cardiovasculaire et métabolique. En respectant les durées d'exercice et de récupération recommandées, les individus peuvent maximiser les avantages de cette forme d'entraînement tout en minimisant les risques de blessures et de surentraînement.

Quels types d'activités physiques pratiquer ?

Pour activer et bénéficier sainement de l'autophagie grâce aux exercices physiques, il est recommandé de pratiquer des activités qui induisent rapidement une hypoxie temporaire dans les muscles ciblés, telles que …

:

Course à pied

La course à pied est une activité physique aux multiples bénéfices pour la santé avec des effets bien connus sur le système cardiovasculaire, le renforcement osseux, la gestion du poids et la santé mentale.

Mécanisme de l'hypoxie

Lorsque nous courons, nos muscles, en particulier ceux des jambes, des cuisses et des fessiers sont fortement sollicités. Pendant l'effort, ces muscles consomment une grande quantité d'oxygène. Lorsque l'apport en oxygène devient insuffisant pour répondre à la demande énergétique, une situation d'hypoxie locale se produit, déclenchant ainsi l'autophagie.

Durée et intensité

Pour que cette hypoxie locale soit suffisante, il est recommandé de courir à une intensité modérée à élevée pendant au moins 30 à 45 minutes. Les séances d'entraînement doivent être suffisamment longues pour que les muscles atteignent un état de manque d'oxygène pour déclencher l'autophagie.

Toutefois, la durée exacte peut varier en fonction du niveau de forme physique de chaque individu.

Phases de repos et récupération

Le processus d'autophagie ne se limite pas uniquement à la période d'effort. Les phases de repos sont aussi essentielles pour permettre au corps de récupérer et de bénéficier pleinement des effets de l'autophagie. Il est alors conseillé de pratiquer la course à pied 3 à 4 fois par semaine, en alternant avec des jours de repos complet ou des activités physiques modérées telles que la marche légère ou le yoga. Ces périodes de repos permettent aux muscles de se régénérer et d'éliminer les déchets cellulaires accumulés.

Fréquence et type d'entraînement

Une combinaison d'entraînements variés est idéale pour maximiser les bienfaits de la course à pied et stimuler efficacement l'autophagie. Voici une répartition suggérée :

Entraînements en endurance : Courir à une allure modérée pendant 45 à 60 minutes. Cela améliore l'endurance cardiorespiratoire et stimule l'hypoxie dans les muscles.

Séances de fractionné : Alterner des périodes de course intense (1 à 2 minutes) avec des périodes de récupération active (1 à 2 minutes). Ces séances augmentent rapidement la demande en oxygène et favorisent l'hypoxie.

Course longue : Une fois par semaine, effectuer une course longue (1 à 2 heures) à une allure confortable. Cette séance permet d'augmenter la capacité d'endurance et de maintenir un état prolongé d'hypoxie légère.

Effets pendant l'entraînement et la récupération

Pendant l'entraînement, l'hypoxie induite dans les muscles favorise l'activation des voies de signalisation cellulaire qui déclenchent l'autophagie, éliminant les protéines endommagées et les organites dysfonctionnels, tout en réduisant le stress oxydatif et l'inflammation.

Pendant les phases de repos, l'autophagie se poursuit, permettant aux cellules de se régénérer et de se préparer pour les futurs efforts physiques. Une récupération adéquate avec un sommeil de qualité et une alimentation équilibrée est essentielle pour optimiser les bienfaits de l'autophagie.

Bienfaits de la course à pied

La course à pied est une activité physique accessible et bénéfique pour la santé avec de nombreux bienfaits.

La course à pied :

Prévention des maladies cardiovasculaires

- Améliore la santé du cœur et des vaisseaux sanguins.

- Réduit le risque de maladies cardiaques de 45 à 70 %.

- Aide à éliminer l'excès de mauvais cholestérol.

Ralentissement du vieillissement

- Maintient la longueur des télomères, indicateur de l'âge cellulaire.

- Permet de conserver des cellules jeunes et en bonne santé.

Réduction du risque de certains cancers

- Diminue de 30 à 50 % le risque de cancers létaux.

- stimule les hormones pour prévenir des cancers comme le cancer du sein et du côlon.

Renforcement des os

- Maintient la densité osseuse.

- Prévient l'ostéoporose et rend les os plus solides.

Prévention de l'arthrose

- Diminue le risque d'arthrose de la hanche et du genou.

- Protège contre la douleur généralisée due à l'arthrose.

Amélioration de la qualité du sommeil

- Facilite l'endormissement et augmente le temps en sommeil profond.

- Améliore la qualité du sommeil dès la première séance.

Prévention des maladies neurodégénératives

- Réduit le risque de maladies comme Alzheimer et Parkinson.

- Améliore la performance intellectuelle et la mémoire.

Amélioration de la santé mentale

- Réduit les symptômes de dépression, d'anxiété et de stress.

- Améliore l'humeur et augmente l'énergie ressentie.

Prévention du diabète de type 2

- Améliore l'utilisation de l'insuline par le corps.

- Réduit de 28 % le risque de développer un diabète de type 2.

Maintien d'un poids de forme

- Brûle environ 420 Calories pour 30 minutes de course modérée.

- Aide à réguler l'appétit en stimulant les hormones responsables de l'appétit.

Renforcement du système immunitaire

- Réduit la fréquence des maladies grâce à une meilleure résistance aux infections.

- Favorise une meilleure récupération et une santé globale améliorée.

Augmentation de la confiance en soi

- Aide à surmonter les défis personnels et à renforcer la volonté.

- Améliore la confiance en soi grâce aux progrès et aux réussites dans la course.

Réduction du stress

- Diminue les niveaux de stress en libérant des endorphines.

- Procure une sensation de bien-être et de relaxation après l'effort.

Amélioration de la capacité cognitive

- Stimule les fonctions cognitives et améliore la concentration.

- Augmente les capacités d'apprentissage et de mémorisation.

Allongement de l'espérance de vie

- Réduit le risque de mortalité et prolonge la durée de vie en bonne santé.

- Retarde l'apparition des maladies chroniques.

La course à pied est donc une activité aux nombreux avantages pour la santé physique, mentale et émotionnelle. Elle contribue à une meilleure qualité de vie et à une longévité accrue.

Cyclisme

Le cyclisme est une activité physique aux multiples bienfaits pour la santé en général. Il favorise également des mécanismes tels que l'autophagie, essentielle pour maintenir une bonne santé cellulaire via l'hypoxie dans les muscles.

Muscles sollicités

Lorsque vous pratiquez le cyclisme, plusieurs groupes musculaires sont sollicités, notamment :

- Les quadriceps
- Les ischio-jambiers
- Les mollets
- Les muscles fessiers
- Les muscles lombaires et abdominaux pour la stabilisation

Ces muscles, en particulier les quadriceps et les ischio-jambiers, sont fortement sollicités pendant le pédalage. Lors d'un effort prolongé, ces muscles consomment plus d'oxygène, et une hypoxie locale peut survenir, surtout pendant des phases d'efforts intenses comme les montées ou les sprints.

Durée des exercices pour déclencher l'autophagie

Pour que les muscles atteignent un état d'hypoxie suffisant pour déclencher l'autophagie, il est essentiel de maintenir un effort soutenu. Généralement, une séance de cyclisme de :

- *20 à 30 minutes* à une intensité modérée à élevée peuvent suffire pour les cyclistes intermédiaires.

- Pour les cyclistes avancés, des séances de *45 à 60 minutes* avec des variations d'intensité (alternance de sprints et de phases de récupération) sont recommandées.

Phases de repos et autophagie

Les phases de repos sont importantes pour maximiser les bénéfices du cyclisme sur l'autophagie :

Repos actif pendant l'entrainement

Après un effort intense, une période de repos actif (faible pédalage ou marche légère) pendant 1 à 2 minutes aide à réduire les niveaux de lactate et à favoriser la récupération.

Fréquence de l'entraînement

Pour bénéficier pleinement de l'autophagie induite par le cyclisme, il est recommandé de :

-Pratiquer le cyclisme au moins 3 ou 4 fois par semaine, en alternant avec des jours de repos complet ou des activités physiques modérées.

-Varier l'intensité des séances pour éviter une fatigue excessive et optimiser les bénéfices.

Bienfaits du cyclisme

Travail cardio-vasculaire

Le cyclisme renforce le cœur, améliore l'endurance cardiaque, réduit les risques cardio-vasculaires et permet une récupération plus rapide.

Amélioration de la respiration

Une pratique régulière du cyclisme augmente le volume pulmonaire, améliore les capacités respiratoires et la résistance à l'effort.

Amélioration de la circulation sanguine

Le cyclisme améliore l'oxygénation et l'irrigation des muscles et des organes, réduit le taux de cholestérol, l'hypertension artérielle et la glycémie.

Perte de poids

En plus d'améliorer la digestion, le cyclisme permet de brûler des calories sans les inconvénients majeurs de la surcharge pondérale, notamment pour les personnes en surpoids ou âgées.

Renforcement musculaire

Le cyclisme dessine les muscles sans les développer de manière excessive. Les muscles des jambes, des fessiers, et du tronc sont particulièrement sollicités.

Renforcement des os

La pratique régulière du cyclisme stimule la formation osseuse et renforce la solidité du squelette, prévenant ainsi les risques d'ostéoporose.

Relaxation et bien-être mental

Le cyclisme diminue la tension nerveuse et l'anxiété, grâce à la production d'endorphines, et améliore la qualité du sommeil.

Développement du système neurosensoriel

Le cyclisme améliore les fonctions sensorielles, notamment l'ouïe, la vue, le toucher et l'odorat grâce au contact avec l'environnement.

Cerveau plus performant

Les cyclistes bénéficient d'un cerveau mieux oxygéné, ce qui améliore la mémoire et la concentration.

Réduction du risque de diabète

30 minutes de vélo par jour réduisent de 40 % le risque de développer un diabète de type 2.

Vitalité sexuelle

Le cyclisme améliore la vascularisation dans toutes les parties du corps, y compris les zones intimes.

Santé mentale

Le cyclisme réduit le stress, l'anxiété et les risques de dépression grâce à la sécrétion d'endorphines.

Système cardiovasculaire

Il aide à maintenir un poids optimal, stimule le muscle cardiaque, abaisse le rythme cardiaque au repos, réduit le cholestérol et la pression artérielle.

Amélioration de l'équilibre

La pratique du vélo améliore la coordination, l'équilibre et la force musculaire, réduisant ainsi les risques de chute.

Réduction des risques de cancer

L'augmentation de la respiration et du rythme cardiaque stimule la contraction des muscles intestinaux, réduisant ainsi le risque de cancer du côlon.

Augmentation de l'énergie

Le cyclisme augmente le niveau d'énergie et réduit la fatigue.

Meilleur sommeil

L'exposition à la lumière naturelle et l'effet anti-stress du cyclisme améliorent le rythme circadien et la qualité du sommeil.

Système immunitaire renforcé

L'activité physique modérée rend le système immunitaire plus actif et plus efficace pour lutter contre les infections.

Autres recommandations

➤ *Hydratation* : Assurez-vous de rester bien hydraté avant, pendant et après l'exercice.
➤ *Nutrition* : Une alimentation équilibrée, riche en protéines et en antioxydants, favorise la récupération et le processus d'autophagie.
➤ *Sommeil* : Un sommeil de qualité est essentiel pour la récupération musculaire et la continuité du processus d'autophagie.

En résumé, le cyclisme, par son effet sur l'endurance musculaire et l'hypoxie locale, est un excellent moyen de stimuler l'autophagie, favorisant ainsi un vieillissement lent et une vie plus longue. Une pratique régulière et bien structurée, combinée à des phases de repos appropriées, permet de maximiser les bienfaits de cette activité physique pour la santé cellulaire et globale.

Sprints

Sur courte distance, les sprints sont efficaces pour induire une hypoxie, particulièrement dans les muscles des jambes, en raison de l'effort explosif requis.

Comment pratiquer cette activité

Les sprints consistent à courir à une vitesse maximale sur une courte distance, généralement entre 50 et 400 mètres.

Pour une bonne pratique, il est essentiel de s'échauffer correctement avant de commencer les sprints, en incluant des étirements dynamiques et des exercices d'activation musculaire. Les sessions de sprint peuvent être structurées en répétitions avec des périodes de récupération entre chaque sprint.

Muscles les plus sollicités

Les sprints sollicitent principalement les muscles des jambes, en particulier les quadriceps, les ischio-jambiers, les mollets et les muscles des fessiers. Ces muscles sont fortement engagés en raison de la nature explosive et rapide du mouvement. De plus, les muscles du tronc sont activés pour maintenir la stabilité et l'équilibre pendant la course.

Phases de la durée d'exercice intense

Chaque sprint dure généralement entre 10 et 60 secondes, en fonction de la distance et de la vitesse de course. Pendant cette période, les muscles travaillent à pleine capacité, ce qui augmente considérablement la demande en oxygène et entraîne une hypoxie temporaire dans les muscles des jambes.

Temps de récupération

Entre chaque sprint, il est recommandé de prendre des périodes de récupération allant de 1 à 3 minutes. Ces périodes de repos peuvent être actives (comme marcher ou trottiner lentement) ou passives (se reposer complètement). Une récupération adéquate est cruciale pour permettre aux muscles de reconstituer leurs réserves d'énergie et de réduire la fatigue.

Bienfaits pendant l'exercice

Pendant les sprints, l'effort explosif et la vitesse maximale augmentent la fréquence cardiaque et la circulation sanguine. L'hypoxie locale créée stimule l'autophagie, aidant à éliminer les cellules endommagées et les débris cellulaires. Cela favorise la régénération et la réparation musculaire, améliorant ainsi la performance et la résistance à l'effort.

Bienfaits pendant le repos

Pendant les périodes de repos et de récupération, les muscles se réparent et se renforcent. L'autophagie continue d'éliminer les déchets cellulaires, favorisant la croissance musculaire et la récupération. Cela permet également de réduire le risque de blessures et d'améliorer l'endurance musculaire.

Bienfaits sur la santé en général

Les sprints offrent de nombreux avantages pour la santé à court et à long terme. À court terme, ils améliorent la condition physique générale, augmentent la capacité aérobie et anaérobie, et favorisent la perte de graisse corporelle. À long terme, les sprints renforcent le système cardiovasculaire, augmentent la densité osseuse et améliorent la composition corporelle en augmentant la masse musculaire. De plus, les sprints peuvent améliorer la sensibilité à l'insuline, réduire le risque de maladies métaboliques et favoriser une meilleure santé mentale en libérant des endorphines et en réduisant le stress.

En résumé, les sprints sont une forme d'exercice extrêmement efficace pour induire une hypoxie locale, stimuler l'autophagie et apporter des bénéfices significatifs aux muscles des jambes et à la santé globale.

Entraînements avec charges lourdes

Les entraînements avec des charges lourdes sont traditionnellement associés à la prise de force et de masse musculaire. Cependant, ces exercices peuvent également induire l'autophagie. En déclenchant l'hypoxie dans les muscles ciblés, les charges lourdes peuvent stimuler l'autophagie de manière efficace.

Les muscles sollicités

Les entraînements avec charges lourdes ciblent principalement les muscles suivants :

1. *Quadriceps et fessiers :* Les exercices comme le squat et le soulevé de terre sont très efficaces.

2. *Pectoraux :* Le développé couché est un exercice clé pour ces muscles.

3. *Épaules :* Le développé épaules sollicite principalement les deltoïdes.

4. *Muscles du dos :* Le tirage horizontal et le soulevé de terre travaillent les muscles du dos.

Exercices et durée

Pour induire l'hypoxie locale et favoriser l'autophagie, il est crucial de soulever des charges lourdes et d'effectuer des séries courtes et intenses.

Étapes pour induire l'hypoxie :

1. ***Sélection de la charge :*** Utilisez des charges lourdes que vous pouvez aisément soulever pour 6 à 12 répétitions.

2. ***Nombre de séries:*** Effectuez des séries (généralement 6 à 12 répétitions par série) jusqu'à l'échec musculaire.

3. ***Durée des séries :*** Chaque série devrait durer entre 20 et 40 secondes pour assurer une tension suffisante sur les muscles.

4. ***Repos entre les séries :*** Prenez des pauses de 1 à 2 minutes entre les séries pour permettre une récupération partielle et maintenir le stress sur les muscles.

Mécanisme pendant l'entraînement

Les exercices avec charges lourdes déclenchent plusieurs mécanismes biologiques :

1. Hypoxie locale

La sollicitation intense des muscles diminue l'oxygène disponible, activant ainsi l'autophagie pour nettoyer et régénérer les cellules musculaires.

2. Mobilisation des fibres musculaires

Les charges lourdes mobilisent en priorité les fibres musculaires de type II, qui sont plus grosses et plus fortes, mais aussi plus rapides à se fatiguer.

3. Production d'hormones anaboliques

L'entraînement intense stimule la production de testostérone et d'hormone de croissance, essentielles pour la régénération et la croissance musculaire.

Fréquence de l'entraînement

Pour maximiser les bénéfices de l'autophagie tout en permettant une récupération adéquate, voici quelques recommandations de la fréquence d'entraînement :

1. ***Muscles ciblés :*** Entraînez chaque groupe musculaire 2 fois par semaine.

2. ***Durée des entraînements :*** Chaque session d'entraînement devrait durer entre 45 et 60 minutes.

3. ***Repos et récupération :*** Prévoyez au moins 2 jours de repos complet par semaine pour chaque groupe musculaire pour permettre une régénération optimale des muscles.

Les entraînements avec charges lourdes sont une méthode efficace pour induire l'hypoxie locale et déclencher l'autophagie, favorisant ainsi la régénération cellulaire et le ralentissement du vieillissement des muscles. En intégrant ces exercices dans votre routine, vous pouvez non seulement améliorer votre force et votre masse musculaire, mais aussi développer une posture physique agréable et séduisante quel que soit votre âge. Adoptez une approche équilibrée en alternant les cycles d'entraînement et de repos, et veillez à écouter votre corps pour maximiser les bénéfices de cette méthode.

Exercices de résistance

Les exercices de résistance sont essentiels non seulement pour la performance physique et la prévention des blessures, mais aussi pour promouvoir des mécanismes cellulaires bénéfiques tels que l'autophagie.

Quelques exercices de résistance

Voici une liste d'exercices de résistance qui peuvent induire l'hypoxie locale et favoriser l'autophagie :

1. Squat "Jump"

Description : Descendre le poids du corps sur les talons, envoyer les fessiers vers l'arrière, serrer la sangle abdominale, puis sauter de manière explosive en remontant. Cet exercice demande une coordination précise et une forte contraction des muscles des jambes et du tronc.

Avantages : Augmente l'explosivité et le dynamisme, tout en améliorant le cardio. Cet exercice sollicite intensément les quadriceps, les fessiers et les mollets.

2. Chaise dos au mur

Description : Placer les jambes à 90°, rentrer le ventre et placer les mains sur les épaules. Il s'agit de maintenir cette position en isométrie, ce qui sollicite fortement les muscles des cuisses.

Avantages : Renforcement musculaire des quadriceps et des ischio-jambiers, ce qui améliore la résistance musculaire et l'endurance.

3. Fentes dynamiques

Description : Le genou devant ne doit pas dépasser la pointe du pied, pieds écartés à la largeur du bassin. Effectuer des fentes en alternant les jambes de manière dynamique et contrôlée.

Avantages : Améliore l'explosivité et le cardio, tout en renforçant la stabilité des genoux et des chevilles.

4. Saut sur box

Description : Sauter sur une box de 60 cm de haut après un squat. Cet exercice nécessite une poussée puissante des jambes pour atteindre la hauteur souhaitée.

Avantages : Développe l'explosivité et la résistance musculaire, en particulier des quadriceps, des fessiers et des mollets.

5. Burpees

Description : Enchaîner un squat et une pompe de manière dynamique. Cet exercice complet sollicite l'ensemble du corps en un seul mouvement fluide.

Avantages : Cardio intense et musculation complète du bas et du haut du corps, incluant les pectoraux, les épaules, les quadriceps et les abdominaux.

6. Pompes Hindu

Description : Former un «**V**» inversé avec le corps, fléchir les bras pour amener le menton près du sol, puis avancer le corps pour amener la poitrine près du sol. Cet exercice demande souplesse et force musculaire.

Avantages : Renforce les muscles dorsaux, des épaules et des abdominaux, tout en améliorant la flexibilité et la coordination.

7. Mountain Climber

Description : Ramener les genoux vers la poitrine en alternance de manière dynamique. Cet exercice est effectué en position de planche.

Avantages : Améliore le cardio, la coordination et renforce les abdominaux et les muscles du dos.

8. Gainage de face

Description : Se placer à l'horizontale en appui sur les avant-bras, ventre rentré. Maintenir cette position statique engage fortement la sangle abdominale.

Avantages : Renforcement de la posture et des muscles de la sangle abdominale, ce qui améliore la stabilité et la force du tronc.

9. Relevé de buste ou "Crunch"

Description : Relever le buste en soufflant, ventre rentré. Cet exercice cible spécifiquement les muscles abdominaux.

Avantages : Renforce la sangle abdominale et améliore la définition des muscles abdominaux.

10. Crunch Spiderman

Description : Ramener le genou vers l'extérieur du coude en alternant jambe droite et jambe gauche. Cet exercice sollicite les muscles obliques.

Avantages : Renforcement des obliques, améliore la flexibilité et la stabilité du tronc.

Durée des exercices

Pour induire de manière efficace l'hypoxie dans les muscles sollicités, il est recommandé d'effectuer chaque exercice (bien choisi au préalable) pendant 30 à 60 secondes, en se concentrant sur des mouvements explosifs et un effort intense. L'objectif est d'atteindre une fatigue musculaire significative, créant ainsi les conditions propices à l'autophagie.

Fréquence et durée des entraînements

Recommandations pour maximiser les bénéfices de l'autophagie :

1. *Fréquence :* Entraînez chaque groupe musculaire 2 à 3 fois par semaine.

2. *Durée des séances :* Chaque séance devrait durer entre 30 et 45 minutes, avec des temps de repos (passif ou actif) allant de 30 secondes à 2 minutes entre chaque série d'exercices intenses.

3. *Combinaison d'exercices :* Combinez des exercices polyarticulaires avec des exercices d'isolation pour un entraînement équilibré.

En incorporant ces exercices dans une routine d'entraînement bien équilibrée, en alternant les périodes d'effort intense avec des phases de repos appropriées, et en maintenant une fréquence d'entraînement régulière, il est possible de maximiser les bénéfices de l'autophagie pour le bien-être et la santé globale.

Exercices pliométriques

Les exercices pliométriques, axés sur la puissance et l'explosivité musculaire, sont très efficaces pour améliorer la performance athlétique, mais aussi pour déclencher les même processus cellulaires énumérés dans les exercices précédents et bénéfiques pour l'organisme.

Mécanismes et bienfaits des exercices pliométriques

Les exercices pliométriques impliquent des mouvements explosifs qui combinent une phase excentrique (étirement du muscle) suivie immédiatement d'une phase concentrique (raccourcissement du muscle). Cette succession rapide de contractions augmente l'efficacité des muscles à produire des mouvements puissants sur une courte durée.

Muscles sollicités et durée des exercices

Les principaux groupes musculaires sollicités lors d'exercices pliométriques comprennent :

Les quadriceps et les mollets : par des sauts et bonds.

Les muscles fessiers : par des fentes sautées.

Les abdominaux : par des mouvements tels que les tuck jumps.

Les muscles des bras et des épaules : par des pompes sautées et des tractions pliométriques.

Pour que ces muscles entrent en hypoxie et déclenchent l'autophagie, il est essentiel de maintenir une intensité élevée. Typiquement, chaque exercice devrait durer entre 20 et 45 secondes, en enchaînant les mouvements sans pause pour maximiser l'effet.

Phases de repos et récupération

Une période de repos d'environ 1 à 2 minutes entre chaque série d'exercices pliométriques est recommandée. Pendant ces pauses, le corps commence à réparer les fibres musculaires endommagées, un processus qui est facilité par l'autophagie. Les phases de repos sont importantes pour permettre aux muscles de récupérer et de continuer à bénéficier des effets de l'entraînement intense.

Les activités modérées pendant les phases de repos, comme la marche légère ou les étirements, peuvent aussi accélérer la récupération en améliorant la circulation sanguine et en aidant à éliminer les déchets métaboliques accumulés pendant l'exercice intense.

Fréquence et durée des entraînements

Pour maximiser les bienfaits des exercices pliométriques tout en évitant les blessures, il est recommandé de réaliser :

2 à 3 séances par semaine : pour permettre une récupération suffisante entre les séances.

Des séances de 20 à 45 minutes : selon le niveau de condition physique et les objectifs personnels.

Des circuits d'exercices variés : pour solliciter différents groupes musculaires et maintenir un haut niveau d'intensité.

Exemple de programme d'entraînement pliométrique

Voici un exemple de programme d'entraînement pliométrique, conçu pour optimiser l'hypoxie musculaire et favoriser l'autophagie.

Circuit 1 :

1. Sauts pieds joints (Quadriceps) : 30 secondes
2. Pompes sautées (Bras et épaules) : 30 secondes
3. Fentes sautées (Fessiers) : 30 secondes
4. Tuck jumps (Abdominaux) : 30 secondes

Repos : 1 à 2 minutes

Circuit 2 :

1. Sauts en squat (Quadriceps et fessiers) : 30 secondes
2. Pompes pliométriques sur les genoux (Bras et épaules) : 30 secondes
3. Tractions pliométriques (Dos et bras) : 30 secondes
4. Jumping lunges (Fessiers et quadriceps) : 30 secondes

Repos : 1 à 2 minutes

Circuit 3 :

1. Box jumps (Quadriceps et mollets) : 30 secondes

2. Tirage pliométrique (Dos) : 30 secondes
3. Jump squats (Quadriceps et fessiers) : 30 secondes
4. Wall ball (Corps entier) : 30 secondes

Repos : 1 à 2 minutes

Les exercices pliométriques, par leur nature explosive et intense, sont particulièrement efficaces pour induire une hypoxie dans les muscles, déclenchant ainsi l'autophagie. Cette méthode d'entraînement ne se contente pas d'améliorer la performance physique, elle soutient également des processus cellulaires vitaux qui contribuent à une meilleure qualité de vie.

Entraînement en circuit

L'entraînement en circuit est aussi une méthode très efficace pour déclencher des processus bénéfiques pour le corps grâce à l'hypoxie dans les muscles ciblés. Ce type d'entraînement, par son intensité et sa variété, favorise non seulement une amélioration globale de la condition physique, mais aussi des processus cellulaires profonds qui ralentissent le vieillissement musculaire.

Mécanismes et bienfaits de l'entraînement en circuit

L'entraînement en circuit consiste en une série d'exercices réalisés à haute intensité avec peu ou pas de temps de repos entre chaque exercice. Cette méthode permet de solliciter différents groupes musculaires de manière intense et continue. L'objectif est de créer une demande énergétique élevée, ce qui conduit à une hypoxie dans les différents muscles sollicités.

Muscles sollicités et durée des exercices

Les muscles les plus souvent sollicités dans un entraînement en circuit comprennent les

quadriceps, les ischio-jambiers, les muscles
fessiers, les muscles du tronc (abdominaux et
dorsaux), les pectoraux, les épaules et les bras.
Chaque exercice est généralement réalisé pendant
30 secondes à une minute, avec un nombre fixe de
répétitions pour chaque série.

Phases de repos et récupération

Les phases de repos entre les circuits sont
essentielles pour permettre une récupération
adéquate des muscles. Pendant ces périodes, qui
peuvent varier de 45 secondes à deux minutes, le
corps continue à bénéficier des effets de
l'entraînement intense. Les phases de repos
actives, comme des exercices modérés de faible
intensité (marche légère, étirements), peuvent aider
à accélérer la récupération en améliorant la
circulation sanguine et en éliminant les déchets
métaboliques.

Fréquence et durée des entraînements

Pour optimiser les bienfaits de l'entraînement en
circuit et favoriser l'autophagie, il est recommandé
de pratiquer ce type d'exercice 2 à 3 fois par
semaine. Chaque séance devrait durer entre 20 et
45 minutes, selon le niveau de condition physique

et les objectifs personnels. Il est crucial de permettre une récupération suffisante, de 1 ou 2 jours, entre les séances pour éviter le surentraînement et maximiser les processus de régénération cellulaire.

Exemple de programme d'entraînement en circuit

Circuit 1 :

1. Burpees : 30 secondes
2. Pompes : 30 secondes
3. Fentes alternées avec haltères : 30 secondes par jambe
4. Tractions : 30 secondes
5. Planche : 30 secondes

Repos : 1 à 2 minutes

Circuit 2 :

1. Sauts en squat : 30 secondes
2. Développé couché avec haltères : 30 secondes
3. Squat avec barre : 30 secondes
4. Tirage horizontal à la poulie : 30 secondes
5. Gainage latéral : 30 secondes de chaque côté

Repos : 1 à 2 minutes

1. Box jumps : 30 secondes
2. Extension des triceps avec haltères : 30 secondes
3. Soulevé de terre avec haltères : 30 secondes
4. Rowing à un bras avec haltère : 30 secondes par bras
5. Planche latérale : 30 secondes de chaque côté

Repos : 1 à 2 minutes

L'entraînement en circuit est une méthode puissante pour améliorer la condition physique générale tout en favorisant l'autophagie. En combinant des exercices variés et intenses avec des phases de repos appropriées, cette méthode permet non seulement de tonifier le corps mais aussi de prolonger la vie cellulaire en améliorant la qualité de vie à long terme. L'important est de maintenir une régularité dans l'entraînement tout en écoutant son corps pour éviter les blessures et optimiser les résultats.

Entraînement en altitude

L'entraînement en altitude, qu'elle soit réelle ou simulée, gagne de plus en plus en popularité en raison de ses nombreux bénéfices pour les performances sportives. Cependant, ce type d'entraînement présente également des avantages notables pour la santé générale.

Types d'altitude : réelle ou simulée

Altitude réelle :

L'entraînement en altitude réelle implique de s'entraîner à des hauteurs élevées, typiquement entre 2000 et 3000 mètres. Cela réduit la pression partielle d'oxygène, créant une condition hypoxique.

Altitude simulée :

Des systèmes modernes permettent de simuler des conditions d'altitude en utilisant des mélangeurs de gaz, des tentes hypoxiques ou des salles hypoxiques. Cela réduit la fraction d'oxygène dans l'air inhalé sans changer la pression atmosphérique, créant une hypoxie normobarique.

Effets physiologiques

Production d'érythropoïétine (EPO) :

L'hypoxie stimule la production d'EPO, augmentant ainsi le nombre de globules rouges et la masse totale d'hémoglobine, améliorant la capacité de transport de l'oxygène.

Angiogenèse

L'hypoxie favorise la formation de nouveaux vaisseaux sanguins, améliorant l'apport en oxygène et en nutriments aux muscles.

Amélioration du pouvoir tampon

Cela permet une meilleure tolérance de l'acidose musculaire, retardant la fatigue.

Une meilleure efficacité énergétique des muscles est observée.

Quels types d'entraînements effectués en altitude ?

Les entraînements en altitude, qu'ils soient effectués en altitude réelle ou simulée, sont réputés pour leurs bienfaits sur l'endurance et la performance athlétique. Voici quelques types d'entraînements ou d'exercices qui peuvent être effectués dans de telles conditions :

1. Entraînements cardiovasculaires

Course à pied

Courir en altitude peut rapidement améliorer l'endurance en augmentant la capacité du corps à utiliser l'oxygène de manière plus efficace. Il est recommandé de commencer à un rythme plus lent pour s'acclimater aux niveaux d'oxygène réduits.

Cyclisme

Faire du vélo en altitude aide à développer plus efficacement l'endurance musculaire et la capacité cardiovasculaire. Les montées en altitude sont particulièrement bénéfiques pour renforcer les muscles des jambes.

Natation

Nager dans des bassins situés en altitude ou utilisant des systèmes de simulation d'altitude permet d'augmenter l'efficacité cardiovasculaire et pulmonaire.

2. Entraînements de force et de résistance

Entraînement en salle de sport

Soulever des poids ou utiliser des machines de résistance en altitude stimule mieux la croissance musculaire et améliore la force en raison de la plus grande difficulté respiratoire et de l'effort accru.

Entraînements au poids du corps

Effectuer des exercices comme les pompes, les tractions, les squats et les fentes en altitude sollicite davantage les muscles et le système cardiovasculaire.

3. Entraînements en endurance

Randonnée

La randonnée en montagne ou sur des terrains accidentés en altitude améliore l'endurance cardiovasculaire et musculaire. Cela offre aussi des avantages psychologiques en raison des paysages naturels et de l'air frais.

Trail Running

Courir sur des sentiers en altitude combine les bénéfices de la course à pied et de la randonnée, renforçant ainsi les muscles et améliorant l'endurance.

4. Entraînements à Intervalles de Haute Intensité

Sprints

Effectuer des sprints courts et intenses en altitude augmente la capacité anaérobie et améliore la récupération.

Circuit Training

Les circuits combinant des exercices de force et de cardio en altitude augmentent la dépense calorique et améliorent la condition physique générale.

5. Yoga et pilates

Yoga

Pratiquer le yoga en altitude améliore la respiration, la flexibilité et la force musculaire. Les techniques de respiration du yoga sont particulièrement bénéfiques pour s'adapter à la réduction de l'oxygène.

Pilates

Le Pilates en altitude renforce mieux la sangle abdominale et améliore la posture.

6. Sports d'équipe

Football, rugby, basket-ball ...

S'entraîner en équipe sportive en altitude améliore la performance collective en augmentant l'endurance et la capacité à récupérer rapidement après des efforts intenses.

7. Entraînements en altitude simulée

Les entraînements en altitude simulée se font souvent dans des chambres hypoxiques ou à l'aide de masques d'altitude. Ces équipements réduisent la concentration d'oxygène, imitant ainsi les conditions en altitude et offrant des bénéfices similaires à ceux des entraînements en altitude réelle.

Tapis de course et vélos stationnaires

Utilisés dans des chambres hypoxiques, ces équipements permettent un entraînement cardiovasculaire intense dans des conditions contrôlées.

Séances d'entraînement en salle

L'entraînement en altitude simulée peut inclure des cours collectifs ou des séances de fitness personnalisées, adaptés pour maximiser les bénéfices de l'hypoxie.

Incorporer ces types d'entraînements en altitude dans un programme de conditionnement physique peut améliorer considérablement l'endurance, la performance et la capacité de récupération.

Recommandations pratiques

Surveillance : Utiliser des dispositifs de surveillance (comme des oxymètres) pour suivre la saturation en oxygène et ajuster l'intensité de l'exercice en conséquence.

Nutrition : Maintenir une alimentation riche en fer et en antioxydants pour soutenir la production d'hémoglobine et la récupération cellulaire.

Hydratation : Une hydratation adéquate est cruciale pour maintenir les fonctions physiologiques pendant l'entraînement en hypoxie.

Adaptabilité : Adapter les programmes d'entraînement en fonction de la réponse individuelle à l'hypoxie, en tenant compte des potentiels bons et mauvais répondeurs.

L'entraînement en altitude réelle ou simulée offre un potentiel immense pour améliorer la performance sportive et favoriser l'autophagie, contribuant ainsi à un vieillissement cellulaire plus lent et une plus longue vie. Comprendre les mécanismes sous-jacents, les phases d'entraînement et de repos, et les recommandations pratiques est essentiel pour maximiser les bénéfices de cette méthode d'entraînement innovante.

Comparaison entre jeûne et exercice physique

L'autophagie peut être activée par deux principales méthodes : le jeûne et l'activité physique intense. Bien que ces deux approches partagent le même objectif final d'élimination des débris cellulaires et de renouvellement cellulaire, elles diffèrent considérablement dans leurs mécanismes et leurs effets sur le corps.

Jeûne : autophagie globale et douce

Le jeûne, qu'il soit intermittent ou prolongé, déclenche une autophagie globale dans tout le corps. Lorsque le corps est privé de nutriments externes, il commence à utiliser ses propres réserves énergétiques, ce qui inclut le recyclage des protéines endommagées et des organelles dysfonctionnelles à travers l'autophagie. Ce processus est principalement médié par la réduction de la signalisation de la voie mTOR (mammalian target of rapamycin), une voie qui régule la croissance et le métabolisme cellulaire. La suppression de mTOR pendant le jeûne stimule l'autophagie, permettant ainsi une régénération cellulaire à l'échelle systémique sans causer de dommages physiques aux tissus.

L'un des principaux avantages du jeûne est qu'il peut être pratiqué sans activité physique intense, ce qui le rend accessible à une plus large population, y compris les personnes âgées ou celles souffrant de limitations physiques. De plus, le jeûne a montré des effets bénéfiques sur la santé métabolique, en améliorant la sensibilité à l'insuline et en réduisant les niveaux d'inflammation systémique. Les périodes de jeûne peuvent varier, avec des protocoles comme le jeûne intermittent (par exemple, 16 heures de jeûne suivies de 8 heures de consommation de nourriture) ou le jeûne prolongé (24 heures ou plus).

Exercice physique : hypoxie temporaire et autophagie locale

L'exercice physique, en particulier les exercices de haute intensité comme le HIIT (High-Intensity Interval Training), induit une autophagie localisée dans les muscles sollicités. Pendant l'exercice intense, la demande en oxygène des muscles actifs dépasse l'offre, créant une condition d'hypoxie locale. Cette hypoxie déclenche des voies de signalisation spécifiques, telles que HIF-1α (Hypoxia-Inducible Factor 1-alpha), qui stimulent l'autophagie pour éliminer les protéines endommagées et les mitochondries dysfonctionnelles dans les cellules musculaires.

L'avantage principal de l'exercice est qu'il améliore la condition physique globale, y compris la force musculaire, la capacité cardiovasculaire et la flexibilité métabolique. En plus de favoriser l'autophagie, l'exercice augmente la production de myokines, des cytokines musculaires qui ont des effets anti-inflammatoires et anabolisants. Cependant, l'exercice peut ne pas être approprié pour tout le monde, en particulier ceux souffrant de blessures musculo-squelettiques ou de maladies chroniques qui limitent leur capacité à s'engager dans des activités physiques intenses.

En résumé, bien que le jeûne et l'exercice physique soient deux méthodes efficaces pour induire l'autophagie, ils le font par des mécanismes distincts et offrent des avantages différents. Le jeûne déclenche une autophagie globale douce, bénéfique pour la santé métabolique et accessible à une large population. L'exercice physique, en revanche, induit une autophagie localisée et améliore la condition physique globale, mais nécessite une capacité physique adéquate pour être pratiqué efficacement. Pour maximiser les bénéfices de l'autophagie, une combinaison de jeûne intermittent et d'exercice régulier pourrait être idéale, permettant ainsi une régénération cellulaire optimale et une meilleure santé générale.

Partie 3

Célébrités pratiquant le jeûne et/ou des activités physiques intenses

Certaines célébrités semblent déjouer le processus naturel du vieillissement, affichant une apparence qui ne cesse de s'améliorer avec les années. Ces figures publiques, bien connues pour leur silhouette sculptée ou leur musculature impressionnante, nous intriguent par leur capacité à rester en pleine forme tout en traversant les décennies avec grâce. Alors que le temps semble inexorable pour la plupart d'entre nous, ces personnalités ne cessent de se bonifier, suscitant l'admiration et la curiosité du grand public.

Quels sont leurs secrets ? S'agit-il d'une génétique exceptionnelle, ou d'un engagement rigoureux envers des régimes alimentaires stricts et des programmes d'entraînement physique intensifs ? Dans cette section, nous allons nous plonger dans leurs habitudes : de la pratique du jeûne intermittent à l'adoption de régimes alimentaires spécifiques, en passant par des séances d'entraînement quotidiennes. Nous découvrirons comment ces stars parviennent non seulement à maintenir leur ligne, mais aussi à conserver une allure jeune et séduisante, voire à paraître encore plus impressionnantes au fil des ans.

Cette escale à travers les routines de ces célébrités nous permettra d'explorer les méthodes qu'elles privilégient pour demeurer en forme et en bonne santé. Ces pratiques sont souvent le fruit d'une discipline exemplaire, et elles mettent en lumière l'importance de la persévérance dans la quête d'un corps sain et esthétique. Vous serez surpris de voir à quel point leur engagement envers le jeûne et les exercices physiques est essentiel à leur succès.

Jennifer Aniston : Splendeur et Noblesse

Née le 11 février 1969 à Sherman Oaks à Los Angeles en Californie, Jennifer Joanna Aniston, actrice emblématique et star de la série *Friends*, est connue pour sa silhouette toujours impeccable, malgré les années qui passent. Elle révèle que son secret réside dans le jeûne intermittent, une pratique qu'elle a adoptée depuis plusieurs années.

Adepte du jeûne intermittent 16:8

Jennifer Aniston pratique le jeûne intermittent 16:8, ce qui signifie qu'elle consomme ses repas uniquement dans une fenêtre de 8 heures par jour, puis observe une période de jeûne de 16 heures, durant laquelle elle ne consomme que des liquides. Elle commence sa journée vers 9h00, après avoir bu un jus de céleri, un geste qui prépare son corps pour la journée à venir. Elle retarde son premier repas solide jusqu'à 10h00, ce qui lui permet d'allonger la durée du jeûne en incluant les heures de sommeil.

Avantages qu'elle en tire

Jennifer affirme observer une différence significative depuis qu'elle évite la nourriture solide pendant 16 heures. Ce régime lui permet non seulement de maintenir une silhouette svelte, mais également d'améliorer son bien-être général. Les avantages potentiels du jeûne intermittent incluent la perte de poids, l'amélioration des fonctions cérébrales (comme la mémoire), une meilleure régulation du taux de sucre dans le sang, ainsi qu'une augmentation de l'espérance de vie.

Programme d'exercices sportifs de Jennifer

En complément de son régime, Jennifer Aniston maintient une routine d'exercice rigoureuse. Elle commence ses matinées par une séance de méditation suivie d'un entraînement physique intensif, qu'elle pratique cinq fois par semaine. Son programme d'entraînement comprend du vélo d'appartement, du vélo elliptique, du tapis de course et du cardio-training pendant au moins 20 minutes.

Jennifer affirme se sentir vraiment belle et revitalisée après chaque séance d'exercice, grâce à la libération d'endorphines et à la stimulation de la circulation sanguine. Ce soin quotidien qu'elle apporte à son corps contribue à son bien-être mental et physique, lui permettant de conserver une énergie et une vitalité remarquables.

Flexibilité et équilibre

Malgré son engagement envers le jeûne intermittent et l'exercice, Jennifer Aniston reconnaît l'importance de la flexibilité. Elle s'autorise un jour de triche chaque semaine, où elle se permet de déroger à son régime strict. Cette approche équilibrée lui permet de maintenir sa routine sur le long terme sans se sentir trop privée.

Jennifer Aniston est un exemple inspirant de la façon dont le jeûne intermittent et une routine d'exercice régulière peuvent être utilisés pour maintenir une santé optimale et une silhouette harmonieuse, même en avançant en âge. Ces pratiques, lorsqu'elles sont bien intégrées dans un mode de vie équilibré, peuvent offrir des bénéfices significatifs pour la santé physique et mentale.

Halle Berry : Grâce et Élégance

Née Maria Halle Berry le 14 août 1966 à Cleveland, Ohio, Halle Berry est une actrice de renommée mondiale, productrice, et ancienne mannequin. Malgré le temps qui passe, elle continue d'impressionner par son apparence et sa forme physique impeccable, qu'elle attribue à un mode de vie sain, alliant un régime strict, le jeûne intermittent et une routine sportive rigoureuse.

Jeûne intermittent 16:8 et régime cétogène

Halle Berry suit le jeûne intermittent 16:8. Ce régime est particulièrement adapté à son diagnostic de diabète de type II, reçu à l'âge de 19 ans. En limitant les périodes de prise alimentaire, elle contrôle efficacement sa glycémie et prévient les fluctuations d'insuline.

Son alimentation est basée sur le régime cétogène, qui se caractérise par une consommation élevée de graisses saines, modérée de protéines, et faible en glucides. Elle privilégie les légumes frais, le poisson, le poulet, et les graisses comme l'avocat et l'huile de coco. Ce régime permet à son corps de puiser dans les réserves de graisses pour produire de l'énergie, favorisant ainsi la perte de poids tout en maintenant une masse musculaire maigre.

Les bénéfices du jeûne intermittent et du régime cétogène sont nombreux : activation de l'autophagie, une détoxification naturelle des cellules, amélioration de la clarté mentale, régulation de l'appétit, et prévention des maladies métaboliques. De plus, ce mode de vie aide à ralentir le processus de vieillissement, à renforcer le système immunitaire, et à maintenir un poids corporel stable.

Routine sportive équilibrée et adaptée

Pour compléter son régime alimentaire, Halle Berry s'entraîne intensivement sous la supervision de son coach personnel Peter Lee Thomas. Elle privilégie les exercices cardiovasculaires et les entraînements au poids du corps, tels que les fentes, les squats, les montées d'escaliers, et les crunches inversés. Son objectif est de maintenir des courbes tonifiées sans trop développer sa masse musculaire.

L'accent est mis sur les abdominaux, avec des sessions ciblées trois fois par semaine. Ces exercices, en plus de renforcer le tronc, contribuent à une posture améliorée et à une meilleure stabilité corporelle, des éléments cruciaux pour prévenir les blessures et soutenir les performances sportives à long terme.

Halle Berry adopte également une approche flexible de l'entraînement, ajustant l'intensité et le type d'exercice en fonction de son état physique quotidien. Cela peut inclure du yoga ou des étirements en cas de douleur ou de fatigue, soulignant l'importance d'une récupération active pour maintenir un équilibre physique et mental.

Équilibre entre santé physique et mentale

Au-delà de l'alimentation et du sport, Halle Berry accorde une grande importance à sa santé mentale. Diagnostiquée jeune avec un diabète de type II, elle a appris à gérer le stress par des pratiques de méditation régulières. Elle crée ainsi un espace de tranquillité dans sa vie trépidante, ce qui lui permet de rester centrée et positive, des qualités essentielles pour son bien-être global.

Le programme de jeûne intermittent 16:8 et la routine sportive de Halle Berry sont des exemples pour ceux qui souhaitent intégrer des habitudes saines dans leur quotidien. En combinant une alimentation rigoureuse, un entraînement adapté, et une attention particulière à sa santé mentale, Halle Berry parvient à maintenir une forme physique et une vitalité qui défient les années. Son approche montre que, avec discipline et écoute de son corps, chacun peut atteindre un état de bien-être optimal à tout âge.

Mark Wahlberg : Éternel Éphèbe

Mark Robert Michael Wahlberg, plus connu sous le nom de Mark Wahlberg, est né le 5 juin 1971 à Dorchester dans le Massachusetts aux États-Unis. Acteur, producteur, homme d'affaires et ancien rappeur sous le nom de *«Marky Mark»* il est aujourd'hui une figure emblématique d'Hollywood.

A la question : Quelle est votre philosophie générale en matière d'alimentation ?

Mark Wahlberg répond : Disons que ça dépend. Je m'accorde une folie de temps en temps, mais c'est frustrant parce j'ai découvert le secret pour pouvoir manger ce que je veux, ou me faire plaisir plus souvent, un peu tard dans la vie en pratiquant le jeûne intermittent. J'ai donc découvert le jeûne à l'âge de 50 ans, ce qui est un peu frustrant ! J'ai fait beaucoup de petits repas, j'ai adhéré à différentes philosophies à différentes époques. Mais j'ai l'impression que c'est le jeûne qui fonctionne le mieux pour moi.

Adepte de jeûne intermittent 18:6

Mark Wahlberg a donc adopté le jeûne intermittent 18:6, une pratique qu'il considère comme la plus efficace pour maintenir sa forme physique. Son programme alimentaire suit une fenêtre d'alimentation de 6 heures, entre midi et 18 heures, avec un jeûne de 18 heures. Pendant sa fenêtre d'alimentation de 6 heures, il consomme des œufs, des crêpes protéinées, du saumon fumé, des côtelettes de porc, des saucisses, du beurre d'amande, du poulet, du chou chinois, du steak, du poisson et des légumes.

Ces choix alimentaires lui permettent de bénéficier d'un apport optimal en protéines de haute qualité, essentielles pour le maintien et le développement musculaire. Les œufs, le saumon fumé, le poulet et le steak sont riches en acides aminés, indispensables pour la réparation des tissus musculaires après l'entraînement. Le beurre d'amande et les légumes fournissent des graisses saines, des fibres, ainsi que des vitamines et minéraux essentiels comme la vitamine E, le potassium et le magnésium, contribuant à une meilleure santé cardiaque et à un bon fonctionnement métabolique.

En combinant ces aliments dans une fenêtre d'alimentation restreinte, Mark Wahlberg parvient à maximiser son apport nutritionnel tout en contrôlant son apport calorique, ce qui l'aide à maintenir un corps en forme et performant.

Entraînement de Mark Wahlberg

Wahlberg maintient un programme d'entraînement intensif, avec des séances quotidiennes, excepté les mercredis et samedis, où il se repose. Son entraînement comprend des bains glacés, des exercices de force, et une discipline rigoureuse pour maintenir son physique sculpté. Ce programme, combiné à son régime alimentaire, aide à maximiser les effets de l'autophagie en renforçant les muscles tout en favorisant la régénération cellulaire.

Avantages

Le jeûne intermittent et l'entraînement intensif, comme ceux pratiqués par Mark Wahlberg, peuvent offrir des avantages accessibles à tous. Ces pratiques permettent non seulement de maintenir un poids santé, mais aussi de renforcer la santé métabolique, d'améliorer la clarté mentale, et de prolonger la longévité. En intégrant des périodes de jeûne et des séances d'exercice régulières, chacun peut stimuler l'autophagie, améliorer sa condition physique et préserver sa santé à long terme.

Jennifer Lopez : Force et Beauté

Jennifer Lynn Lopez, plus connue sous le surnom de J-Lo, est née le 24 juillet 1969 à Castle Hill, dans le Bronx à New York. J-Lo est une véritable icône de la musique, du cinéma et de la danse. Elle semble avoir fait un pacte avec le temps. En effet, l'âge n'a aucune emprise sur elle, tant son apparence défie les années. Avec une grâce et une énergie qui font croire qu'elle a vingt ans de moins, J-Lo est une véritable énigme pour ceux qui tentent de percer le secret de sa jeunesse éternelle. Sa routine de vie, mêlant des entraînements rigoureux et une alimentation équilibrée, semble être la clé de cette alchimie, lui permettant de conserver une silhouette tonique et une vitalité impressionnante. J-Lo est la preuve vivante que le temps peut sembler suspendu pour ceux qui en connaissent le secret.

Entraînements de musculation et cardio

Jennifer Lopez est une athlète dans l'âme, ayant développé une discipline sportive depuis son plus jeune âge. Son programme d'entraînement est centré sur la musculation, qu'elle pratique trois à quatre jours par semaine. Elle y ajoute des séances de cardio, notamment lorsqu'elle cherche à perdre quelques kilos. Ses séances de cardio durent généralement 30 minutes, suivies de 30 à

40 minutes de musculation ciblée, qu'elle divise en journées dédiées aux jambes, au dos et aux épaules, et enfin au haut du corps.

L'avantage principal de cette routine réside dans l'amélioration de la force musculaire et de la capacité physique globale. Jennifer Lopez souligne que, plus elle soulève de poids, plus elle se sent forte, autonome et capable de gérer son emploi du temps intensif, qui inclut non seulement sa carrière artistique mais aussi ses engagements en tant qu'entrepreneur.

Avantages de la musculation et du cardio

Le programme de Jennifer Lopez met en lumière l'importance de la musculation pour les personnes de tous âges, en particulier en vieillissant. La musculation aide à prévenir la perte de masse musculaire, qui peut conduire à une diminution de la mobilité et à une augmentation du risque de blessures. En combinant musculation et cardio, J-Lo parvient à maintenir une silhouette svelte tout en améliorant sa condition cardiovasculaire.

Les bénéfices de cet entraînement vont au-delà de la simple apparence physique. Jennifer Lopez parle souvent de la confiance et du bien-être que lui procurent ces séances. Le renforcement de ses muscles lui permet de se sentir plus en contrôle de son corps, ce qui est essentiel pour une artiste qui passe des heures sur scène à danser et à chanter.

Alimentation équilibrée

En parallèle à ses entraînements, Jennifer Lopez maintient une alimentation équilibrée. Bien qu'elle soit disciplinée, elle ne s'impose pas de restrictions draconiennes. Un dîner typique chez J-Lo comprend des légumes, des crudités, et de la viande, ce qui lui permet de satisfaire ses besoins nutritionnels tout en soutenant ses performances physiques. Cependant, elle n'hésite pas à s'autoriser des écarts occasionnels, comme quelques frites ou du pain, montrant ainsi qu'il est possible de rester en forme tout en se faisant plaisir de temps en temps.

Le programme de Jennifer Lopez est un exemple inspirant de la manière dont la musculation, le cardio et une alimentation équilibrée peuvent être combinés pour maintenir une santé optimale et une forme physique exceptionnelle. En cultivant une discipline régulière et en restant flexible dans son alimentation, elle prouve que le bien-être et la forme physique sont accessibles à tous, à tout âge. Ses pratiques ne se contentent pas d'améliorer son apparence, elles renforcent également sa résilience mentale et son énergie, lui permettant de continuer à exceller dans toutes ses entreprises.

Khloé Kardashian : Harmonie et Fitness

Née le 27 juin 1984 à Los Angeles, en Californie, Khloé Alexandra Kardashian est l'une des figures les plus influentes de la famille Kardashian. Connue pour sa transformation physique spectaculaire au fil des années, Khloé a adopté une routine sportive rigoureuse qui lui permet non seulement de maintenir une apparence soignée, mais aussi de favoriser des processus bénéfiques pour la santé comme l'autophagie.

Routine sportive de Khloé Kardashian

Khloé Kardashian privilégie des exercices simples mais efficaces, axés sur le renforcement musculaire et l'amélioration de la condition physique générale. Sa routine comprend des squats, des pompes, de la course et de la marche rapide sur tapis roulant. Ces activités de base sont non seulement accessibles à tous, mais elles sont également excellentes pour activer l'autophagie.

Avantages de sa pratique

L'entraînement régulier de Khloé ne se limite pas à des bénéfices esthétiques. Les squats, par exemple, ciblent les muscles du bas du corps, améliorant la force et la stabilité. Les pompes renforcent le haut du corps, en particulier les bras, les épaules et les muscles pectoraux. La course et la marche rapide stimulent le système cardiovasculaire, augmentent l'endurance et favorisent la combustion des graisses. En s'engageant dans ces exercices, Khloé améliore non seulement sa silhouette, mais aussi sa santé métabolique, son niveau d'énergie, et sa longévité.

La routine sportive de Khloé Kardashian démontre que la discipline et la simplicité peuvent produire des résultats impressionnants. En incorporant des exercices de base comme les squats, les pompes et la marche rapide dans votre routine quotidienne, vous pouvez activer l'autophagie, renforcer vos muscles, améliorer votre santé cardiovasculaire, et soutenir votre bien-être général. Que vous soyez novice ou expérimenté en matière de fitness, adopter une routine similaire peut vous aider à atteindre vos objectifs de santé et de forme physique.

Hugh Jackman : Indestructible Wolverine

Né le 12 octobre 1968 à Sydney, en Australie, Hugh Michael Jackman est l'un des acteurs les plus emblématiques de notre époque. Son rôle le plus célèbre est sans doute celui de Wolverine dans la saga X-Men, un personnage qu'il a incarné pendant près de deux décennies. Mais derrière cette performance se cache un travail acharné, une discipline rigoureuse, et un régime alliant jeûne intermittent et programme de musculation intense.

Jeûne intermittent et musculation

Pour obtenir la silhouette imposante et musclée nécessaire pour incarner Wolverine, Hugh Jackman a intégré le jeûne intermittent 16:8 à son régime alimentaire. Ce dernier consiste à manger tous ses repas dans une fenêtre de 8 heures par jour, généralement de 10h à 18h, laissant les 16 heures restantes pour le jeûne. Particulièrement efficace pour maintenir la masse musculaire tout en favorisant la perte de graisse, cette méthode permet non seulement de contrôler l'apport calorique, mais aussi de déclencher l'autophagie, favorisant ainsi la régénération cellulaire.

Toutefois, pour soutenir ses séances de musculation intenses, il consomme entre 4 000 et 5

000 calories par jour, réparties en cinq repas riches en protéines. Chaque jour, il ingère environ 300 grammes de protéines, principalement sous forme de poulet, saumon, œufs, et whey protein. Les glucides sont principalement consommés autour de ses entraînements pour optimiser la performance et la récupération, tandis que les graisses saines proviennent d'aliments comme les avocats et les oléagineux.

Exemple d'un programme alimentaire quotidien de Hugh Jackman

Petit-déjeuner (vers 10h00) - Environ 1 200 calories

> *6 œufs entiers :* Source principale de protéines pour la récupération musculaire.
> *2 tranches de pain de seigle avec du beurre de cacahuètes :* Apport de glucides complexes et de graisses saines pour l'énergie.
> *100 grammes de flocons d'avoine avec des myrtilles :* Glucides lents pour une énergie durable, fibres, et antioxydants.

Repas pré-entraînement (vers 13h00) - Environ 850 calories

➤ *180 grammes de blanc de poulet :* Protéines maigres pour soutenir la croissance musculaire.
➤ *300 grammes de riz basmati :* Glucides complexes pour reconstituer les réserves de glycogène avant l'entraînement.
➤ *200 grammes de brocolis :* Source de fibres, vitamines, et minéraux essentiels.

Repas post-entraînement (vers 15h00) - Environ 900 calories

➤ *200 grammes de saumon :* Riche en oméga-3 et en protéines pour la réparation musculaire.
➤ *400 grammes de patate douce :* Glucides complexes pour la récupération et le réapprovisionnement énergétique.
➤ *Salade verte :* Fibres et micronutriments pour soutenir la digestion et la santé globale.

Collation (vers 17h00) - Environ 850 calories

➤ *50 grammes de whey protein :* Protéines à absorption rapide pour favoriser la récupération après l'entraînement.

➤ *100 grammes d'oléagineux (noix, noisettes, etc.)* : Graisses saines pour l'énergie et la santé cardiovasculaire.

Dernier repas de la journée (vers 18h00) - Environ 750 calories

➤ *200 grammes de brocolis* : Riche en fibres, vitamines et minéraux pour compléter les besoins nutritionnels.

➤ *1/2 avocat avec de l'huile d'olive* : Apport en graisses saines pour favoriser l'absorption des nutriments.

➤ *Un morceau de faux-filet* : Protéines et graisses pour soutenir la masse musculaire pendant la période de jeûne nocturne.

Analyse et avantages

1. *Apport calorique* : Entre 4 000 et 5 000 calories par jour, réparties sur cinq repas. Cette haute teneur calorique est essentielle pour soutenir la croissance musculaire intensive et les séances de musculation fréquentes.

2. **_Protéines_** : Environ 300 grammes par jour, bien au-dessus des recommandations habituelles pour maximiser la synthèse des protéines musculaires.

3. **_Glucides_** : Majoritairement consommés autour des entraînements pour optimiser l'énergie et la récupération.

4. **_Graisses_** : Principalement issues de sources saines comme les avocats, les oléagineux et les poissons gras, elles sont cruciales pour la santé hormonale et cardiovasculaire.

Le programme alimentaire de Hugh Jackman est soigneusement conçu pour soutenir un régime d'entraînement intensif. L'utilisation du jeûne intermittent 16:8, combinée à une alimentation riche en protéines et en nutriments essentiels, permet non seulement de construire une masse musculaire impressionnante mais aussi de maintenir une condition physique optimale et une faible masse grasse.

Un entraînement intensif et structuré

Pour sculpter un corps de super héros, Hugh Jackman suit aussi un programme d'entraînement intensif, composé de 5 à 6 séances de musculation par semaine, couplées à des sessions de cardio. Le tout sous la direction de son ami et entraîneur physique Michael Ryan. Ses entraînements incluent des exercices de base tels que le développé couché, le squat, le soulevé de terre, et les tractions, souvent réalisés en superset pour maximiser l'intensité et l'efficacité. Ce type d'entraînement stimule la croissance musculaire tout en améliorant la force et l'endurance. En augmentant progressivement les charges tout en réduisant les répétitions, Hugh Jackman parvient à développer une masse musculaire impressionnante, sans augmenter son pourcentage de graisse corporelle.

Exemple d'un programme d'entraînement hebdomadaire de Hugh Jackman

Jour 1 : pectoraux et épaules

➢ *Développé couché* : 4 séries de 8 à 12 répétitions. Un exercice fondamental pour le développement des pectoraux.

➢ *Développé épaules avec haltères* : 4 séries de 8 à 12 répétitions. Renforce les deltoïdes pour des épaules larges et puissantes.

➢ *Développé cubain* : 3 séries de 10 répétitions. Renforce la stabilité des épaules et prévient les blessures.

➢ *Dips et extensions à la poulie haute (en superset)* : 3 séries de 12 répétitions. Enchaînement pour travailler triceps et pectoraux.

➢ *Élévations latérales, frontales, oiseau buste penché et développé militaire (en giant set)* : 3 séries de 12 répétitions. Cette combinaison d'exercices permet de cibler tous les muscles des épaules sous différents angles.

Jour 2 : jambes et abdominaux

- *Back squat* : 4 séries de 8 répétitions. Exercice clé pour développer la force et la taille des quadriceps et des fessiers.
- *Front squat* : 3 séries de 8 répétitions. Accentue le travail des quadriceps tout en sollicitant les abdominaux.
- *Presse à cuisses* : 4 séries de 10 à 12 répétitions. Permet de cibler les jambes avec une charge lourde.
- *Élévations mollets et relevé de jambes (en superset)* : 3 séries de 15 répétitions. Travail des mollets et des abdominaux pour renforcer le bas du corps.
- *Roue abdominale* : 3 séries de 10 répétitions. Exercice intense pour solliciter toute la ceinture abdominale.
- *Sit-up décliné* : 3 séries de 15 répétitions. Renforcement des abdominaux supérieurs et inférieurs.

Jour 3 : Cardio (repos actif)

- *2 sessions de cardio à faible intensité* : Chaque session dure 45 minutes. Le cardio à faible intensité permet de brûler des graisses sans affecter la masse musculaire.

Jour 4 : Dos et biceps

➢ *Tractions lestées* : 4 séries de 8 répétitions. Développe la largeur et l'épaisseur du dos tout en sollicitant les biceps.

➢ *Rowing haltère* : 4 séries de 8 répétitions. Renforce le milieu et le bas du dos.

➢ *Rowing inversé au poids du corps* : 3 séries de 10 répétitions. Excellent exercice pour l'endurance musculaire et la stabilisation du dos.

➢ *Curl incliné aux haltères* : 4 séries de 10 répétitions. Cible les biceps sous un angle différent pour une meilleure définition.

➢ *Curl Zottman, cross body curls et curls pronation (en tri-set)* : 3 séries de 12 répétitions. Enchaînement pour un travail complet des biceps sous différents angles.

Jour 5 : pectoraux et bras

➢ *Développé incliné à la barre* : 4 séries de 8 répétitions. Cible le haut des pectoraux pour un torse complet.

➢ *Développé décliné, incliné et couché aux haltères (en superset)* : 3 séries de 10 répétitions. Trilogie pour un développement total des pectoraux.

- *Écartés à la poulie* : 4 séries de 12 répétitions. Accentue le travail sur l'étirement et la contraction des pectoraux.
- *Développé couché prise serrée* : 3 séries de 8 répétitions. Cible principalement les triceps.
- *Extensions triceps, dips et pompes diamant (en tri-set)* : 3 séries de 12 répétitions. Travail intense pour la définition et la force des triceps.

Jour 6: Jambes et abdominaux

- *Soulevé de terre* : 4 séries de 8 répétitions. Exercice fondamental pour la force globale, ciblant les jambes, le dos, et les fessiers.
- *Soulevé de terre jambes tendues* : 3 séries de 10 répétitions. Cible particulièrement les ischio-jambiers.
- *Zercher squat* : 3 séries de 8 répétitions. Exercice complet sollicitant à la fois les quadriceps, les abdominaux et le dos.
- *Sit-up décliné* : 3 séries de 15 répétitions. Travail des abdominaux pour une ceinture abdominale solide.
- *Landmine press* : 3 séries de 12 répétitions. Exercice fonctionnel pour renforcer les épaules et le tronc.

Jour 7 : Repos total (passif)

Analyse et avantages

1. ***Volume d'entraînement élevé*** : 5 à 6 séances par semaine, permettant de travailler chaque groupe musculaire intensément tout en laissant un temps de récupération suffisant.

2. ***Utilisation de supersets et tri-sets*** : Augmente l'intensité des séances en enchaînant plusieurs exercices sans pause, ce qui maximise la stimulation musculaire et le gain de masse.

3. ***Travail en force*** : Chaque séance inclut des exercices de base lourds, essentiels pour le développement de la force et la densité musculaire.

4. ***Variété d'exercices*** : Permet de solliciter les muscles sous différents angles, favorisant ainsi une musculature équilibrée et harmonieuse.

5. ***Intégration de séances cardio*** : Maintient une condition cardiovasculaire optimale tout en favorisant la perte de graisse.

Le programme sportif de Hugh Jackman est conçu pour un maximum de gains musculaires, d'endurance, et de force. La discipline et l'intensité qu'il y met sont la clé de sa transformation physique spectaculaire pour ses rôles, notamment celui de Wolverine. Ce programme démontre qu'avec un travail acharné, une structure d'entraînement efficace, et une alimentation adéquate, il est possible de repousser les limites physiques et d'atteindre un niveau de forme exceptionnel.

Dwayne Johnson : Guerrier de l'Extrême

Dwayne Douglas Johnson, plus connu sous le pseudonyme de "*The Rock*", est né le 2 mai 1972 à Hayward, en Californie. Cet ancien catcheur professionnel et acteur emblématique a bâti une carrière remarquable, non seulement grâce à son charisme et ses talents d'acteur, mais aussi grâce à son physique impressionnant, entretenu par une discipline rigoureuse en matière d'entraînement et de nutrition.

Entraînement de force et de résistance

Dwayne «*The Rock*» Johnson est reconnu non seulement pour son physique imposant, mais aussi pour sa discipline et son engagement envers son programme d'entraînement intensif. Son programme sportif est élaboré pour maximiser la force, l'endurance, la définition musculaire, et la performance athlétique globale.

L'entraînement de Dwayne Johnson est divisé en sessions spécifiques pour chaque groupe musculaire, avec une préférence pour les charges lourdes et un volume élevé d'exercices. Il s'entraîne six jours par semaine, mettant l'accent sur les jambes, le dos, les épaules, les bras, et les pectoraux, avec des exercices variés pour éviter la stagnation et optimiser les résultats. Cette approche, en plus de favoriser la force brute et la masse musculaire, permet d'activer l'autophagie au niveau cellulaire, un processus qui est crucial pour la régénération musculaire et la récupération après l'effort intense.

Exemple d'un programme d'entraînement de Dwayne Johnson

Le programme se caractérise par un volume d'entraînement élevé avec un grand nombre de séries et de répétitions. Cela indique une approche axée sur l'hypertrophie musculaire, où l'accent est mis sur le développement de la taille et de la densité musculaire. Le choix d'exercices composés, comme les squats et le développé couché, permet de solliciter plusieurs groupes musculaires en une seule séance, maximisant ainsi la réponse anabolique.

Jour 1 : dos et épaules

➤ *Échauffement* : 10-15 minutes de cardio léger (vélo, tapis de course).
➤ *Tractions à la barre fixe* : 4 séries de 12 répétitions, pour renforcer le dos et améliorer l'endurance musculaire.

➤ *Rowing avec barre* : 4 séries de 10 répétitions, ciblant les dorsaux et le bas du dos.

➤ *Tirage vertical* : 4 séries de 12 répétitions, pour la largeur du dos.

➤ *Développé militaire* : 4 séries de 10 répétitions, focalisées sur les épaules.

➤ *Élévations latérales* : 4 séries de 15 répétitions, pour travailler la portion latérale des épaules.

Jour 2 : jambes

➤ *Squats :* 4 séries de 10 répétitions, un exercice fondamental pour développer la puissance des jambes.

➤ *Presse à cuisses :* 4 séries de 12 répétitions, visant principalement les quadriceps.

➤ *Soulevé de terre jambes tendues :* 4 séries de 12 répétitions, ciblant les ischio-jambiers et les fessiers.

➤ *Fentes avec haltères :* 4 séries de 15 répétitions par jambe, pour l'équilibre et la symétrie musculaire.

➤ *Extensions des mollets :* 4 séries de 20 répétitions, pour renforcer les mollets.

Jour 3 : poitrine et triceps

➤ *Développé couché :* 4 séries de 10 répétitions, un classique pour la force et la masse pectorale.

- ➤ *Développé incliné :* 4 séries de 12 répétitions, mettant l'accent sur le haut des pectoraux.
- ➤ *Écartés à la poulie :* 4 séries de 15 répétitions, pour la définition musculaire de la poitrine.
- ➤ *Dips :* 4 séries de 12 répétitions, ciblant les triceps et le bas des pectoraux.
- ➤ *Extensions triceps à la poulie :* 4 séries de 15 répétitions, pour renforcer les triceps.

Jour 4 : dos et biceps

- ➤ *Tirage horizontal :* 4 séries de 10 répétitions, pour l'épaisseur du dos.
- ➤ *Tractions supination :* 4 séries de 12 répétitions, ciblant à la fois le dos et les biceps.
- ➤ *Rowing avec haltères :* 4 séries de 12 répétitions, pour une meilleure symétrie musculaire.
- ➤ *Curl barre :* 4 séries de 10 répétitions, pour développer les biceps.
- ➤ *Curl haltères alterné :* 4 séries de 12 répétitions par bras, ciblant l'intégralité du biceps.

Jour 5 : jambes (2ème session de la semaine)

- ➤ *Squats avant :* 4 séries de 10 répétitions, pour varier le travail des quadriceps.

- ➤ *Presse à cuisses unilatérale* : 4 séries de 12 répétitions par jambe, pour un développement équilibré.
- ➤ *Leg curl* : 4 séries de 15 répétitions, concentrées sur les ischio-jambiers.
- ➤ *Fentes marchées* : 4 séries de 20 répétitions, pour une meilleure activation des fessiers.
- ➤ *Mollets debout* : 4 séries de 20 répétitions, pour travailler la force et l'endurance des mollets.

Jour 6 : épaules et triceps

- ➤ *Développé militaire debout* : 4 séries de 10 répétitions, pour la force globale des épaules.
- ➤ *Élévations frontales* : 4 séries de 15 répétitions, focalisées sur l'avant des épaules.
- ➤ *Développé Arnold* : 4 séries de 12 répétitions, combinant la puissance et la définition musculaire.
- ➤ *Extensions triceps au-dessus de la tête* : 4 séries de 15 répétitions, pour l'ensemble du triceps.
- ➤ *Kickback triceps* : 4 séries de 15 répétitions, pour la finition des triceps.

Jour 7 : repos actif ou cardio

- ➤ *Cardio* : 30-45 minutes de cardio modéré (vélo, marche rapide, natation).

➤ *Étirements* : Séance complète de stretching pour améliorer la souplesse et prévenir les blessures.

➤ *Activités de récupération* : Foam rolling, yoga, ou massage pour faciliter la récupération.

Entraînement cardiovasculaire

Dwayne Johnson intègre aussi régulièrement des sessions de cardio intense, souvent sous forme de HIIT (High-Intensity Interval Training), pour améliorer son endurance, brûler les graisses, et maintenir un faible pourcentage de masse grasse. Ces séances de cardio sont soit intégrées en fin de session de musculation, soit réalisées séparément, le matin à jeun.

Approche nutritionnelle : un support à la performance

Dwayne Johnson, alias «*The Rock*», suit un régime alimentaire extrêmement rigoureux pour maintenir sa forme physique impressionnante. Contrairement à certaines autres célébrités qui pratiquent le jeûne intermittent, Dwayne Johnson n'est pas connu pour adopter spécifiquement cette approche alimentaire. Cependant, son programme alimentaire est structuré de manière à soutenir ses exigences en matière d'entraînement intensif et de construction musculaire. Voici un aperçu détaillé de son régime alimentaire quotidien :

Exemple d'une routine alimentaire quotidienne de Dwayne Johnson

Repas 1 : petit déjeuner

➢ *280 g de steak* : Source de protéines et de fer pour soutenir la masse musculaire.

➢ *180 g de flocons d'avoine* : Fournit des glucides complexes pour l'énergie.

➢ *3 Blancs d'œufs* : Source supplémentaire de protéines avec un faible apport en graisses.

➢ *Jus multivitaminé (1 verre)* : Pour compléter l'apport en vitamines et minéraux essentiels.

Repas 2 : collation matinale

➢ *220 g de poulet* : Riche en protéines pour la croissance musculaire.

➢ *400 g de riz* : Glucides pour maintenir l'énergie tout au long de la journée.

➢ *100 g de brocolis* : Fibres et micronutriments pour le soutien global de la santé.

> *100 g de champignons* : Apport supplémentaire en vitamines et minéraux.

Repas 3 : déjeuner

> *220 g de morue* : Poisson riche en protéines et faible en matières grasses.
> *200 g d'asperges* : Légumes riches en fibres et vitamines.
> *400 g de riz* : Source constante de glucides complexes.

Repas 4 : collation de l'après-midi

> *220 g de poulet* : Encore une fois, pour soutenir la masse musculaire.
> *400 g de pomme de terre au four* : Glucides pour l'énergie et la récupération après l'entraînement.
> *100 g de brocolis* : Pour les bienfaits en fibres et en vitamines.
> *Jus d'orange (1 verre)* : Apport en vitamine C et en énergie rapide.

Repas 5 : dîner

> *220 g de morue* : Une autre portion de poisson riche en protéines.

> *200 g d'asperges* : Soutien digestif et apport en fibres.
> *400 g de riz* : Continuation de l'apport en glucides complexes.

Repas 6 : collation du soir

> *220 g de steak* : Pour maintenir les niveaux de protéines élevés jusqu'à la fin de la journée.
> *400 g de pomme de terre* : Fournit de l'énergie durable.
> *Salade à volonté* : Pour les fibres, les vitamines, et la satiété.

Repas 7 : avant le coucher

> *30 g de protéine en poudre (caséine ou whey)* : Pour nourrir les muscles pendant la nuit.
> *10 blancs d'œufs* : Apport final en protéines pour favoriser la récupération musculaire.

Principes directeurs de son régime alimentaire

1. *Régularité et préparation* : Dwayne Johnson planifie tous ses repas à l'avance pour s'assurer

qu'il reçoit les nutriments nécessaires à ses entraînements intenses et à sa récupération.

2. ***Priorité aux protéines*** : Chaque repas est centré sur une source importante de protéines, essentielle pour la croissance et la réparation musculaire.

3. ***Glucides complexes*** : Le riz, les flocons d'avoine et les pommes de terre sont les principales sources de glucides, fournissant une énergie durable tout au long de la journée.

4. ***Légumes*** : Johnson inclut toujours des légumes verts dans ses repas pour leurs bienfaits en fibres, vitamines, et antioxydants.

5. ***Hydratation et supplémentation*** : Bien qu'il n'y ait pas de détails précis sur son apport en liquides, il est probable qu'il consomme une grande quantité d'eau et utilise des suppléments pour combler les éventuelles carences nutritionnelles.

Le régime alimentaire de Dwayne Johnson est extrêmement spécifique à ses besoins en tant qu'athlète et acteur d'action, conçu pour soutenir des séances d'entraînement intenses et un mode de vie très actif. Il est important de noter que ce type de régime pourrait ne pas convenir à tout le monde, surtout en l'absence d'un programme d'entraînement tout aussi intense. Adapter les portions et les types de nourriture à son propre métabolisme et niveau d'activité est essentiel pour éviter une prise de poids non désirée ou d'autres effets indésirables.

En résumé, le programme sportif de Dwayne Johnson est un exemple d'efficacité et de discipline. Il combine intelligemment les principes d'hypertrophie, d'endurance et de récupération pour créer un physique imposant et performant. La structure rigoureuse de ce programme témoigne d'une connaissance approfondie des mécanismes corporels et d'une capacité à les optimiser pour atteindre des objectifs ambitieux.

Chris Hemsworth : Foudre de Vitalité

Né le 11 août 1983 à Melbourne en Australie, Christopher Hemsworth, connu pour son rôle emblématique de Thor dans l'univers cinématographique Marvel, incarne l'image d'un super-héros moderne. Son parcours pour devenir Thor a exigé non seulement une transformation physique spectaculaire mais aussi une discipline de vie rigoureuse, mêlant entraînements intensifs et diététique stricte.

Combinaison de force et fonctionnalité

Pour se préparer à incarner Thor, Hemsworth a suivi un programme de musculation complet, conçu pour ajouter environ 10 kilogrammes de masse musculaire. Sous la direction de son coach personnel Luke Zocchi, son approche de l'entraînement a évolué au fil des années.

À ses débuts, Hemsworth se concentrait sur des exercices de musculation traditionnelle, axés sur le levage de charges lourdes pour maximiser la croissance musculaire. Cependant, avec le temps, il a ajusté son programme pour inclure des exercices plus fonctionnels, visant à améliorer son agilité, son explosivité et sa performance globale. Ce changement d'approche lui a permis de non seulement développer une musculature impressionnante, mais aussi d'optimiser sa condition physique pour les exigences spécifiques des scènes d'action.

Exemple d'un programme sportif de Christopher Hemsworth

Le programme sportif de Christopher Hemsworth, conçu pour lui permettre d'incarner Thor dans l'univers cinématographique Marvel, est axé sur le développement d'une musculature massive et fonctionnelle. Ce programme est réparti sur plusieurs jours, chacun ciblant des groupes musculaires spécifiques et incorporant également des exercices de cardio, de musculation fonctionnelle, et des activités complémentaires comme la boxe et le yoga.

1. Structure hebdomadaire du programme

Jour 1 : dos

➢ ***Soulevé de terre*** : 5 séries (20, 15, 12, 10, 10 répétitions) - Sollicite les muscles du bas du dos (lombaires), les fessiers, les ischio-jambiers, les quadriceps, et les trapèzes.

- ➤ *Tirage à la poulie haute* : 5 séries de 15 répétitions - Cible les dorsaux, les biceps, et les deltoïdes postérieurs.

- ➤ *Rowing machine* : 4 séries de 12 répétitions - Travaille les dorsaux, les rhomboïdes, les trapèzes, et les biceps.

- ➤ *Rowing haltères* : 4 séries de 12 répétitions - Sollicite les mêmes groupes musculaires que le rowing machine, avec une meilleure isolation des muscles du dos.

- ➤ *Extension à lombaires sur ballon suisse* : 4 séries - Cible les muscles lombaires, les fessiers, et les ischio-jambiers.

Jour 2 : pectoraux

- ➤ *Développé couché à la barre* : 8 séries (12, 10, 10, 8, 8, 6, 4, 4 répétitions) - Sollicite principalement les pectoraux, les triceps, et les deltoïdes antérieurs.

- ➤ *Développé incliné haltères* : 4 séries de 12 répétitions - Cible le haut des pectoraux, les deltoïdes antérieurs, et les triceps.

- ➤ *Press machine à pecs* : 4 séries de 15 répétitions - Renforce les pectoraux, en mettant l'accent sur la partie médiane et inférieure.

- ➤ *Dips lesté* : 4 séries de 10 répétitions - Cible les triceps, les pectoraux inférieurs, et les deltoïdes antérieurs.
- ➤ *Tirage poulie vis-à-vis* : 4 séries de 12 répétitions - Cible les pectoraux, particulièrement la partie interne.

Jour 3 : cuisses

- ➤ *Squat* : 7 séries (10, 8, 6, 5, 4, 3, 3 répétitions) - Sollicite les quadriceps, les ischio-jambiers, les fessiers, et les lombaires.
- ➤ *Presse à cuisses* : Répéter jusqu'à l'échec, retirer une plaque, répéter à nouveau, continuer jusqu'à la dernière plaque - Cible les quadriceps, les fessiers, et les ischio-jambiers.
- ➤ *Fentes marchées au poids du corps* : 4 séries de 20 répétitions - Travaille les quadriceps, les fessiers, et les ischio-jambiers.
- ➤ *Leg curl* : 3 séries de 20 répétitions - Cible principalement les ischio-jambiers.
- ➤ *Mollets debout* : 3 séries de 20 répétitions - Sollicite les muscles des mollets (gastrocnémien et soléaire).

Jour 4 : épaules

> *Développé militaire haltères* : 7 séries (10, 8, 6, 5, 4, 3, 3 répétitions) - Cible les deltoïdes (antérieurs et moyens), les triceps, et les trapèzes.
> *Développé Arnold* : 4 séries de 12 répétitions - Sollicite les deltoïdes (antérieurs, moyens, et postérieurs) et les triceps.
> *Shrugs à la barre* : 4 séries de 12 répétitions - Cible les trapèzes.
> *Élévation latérale haltères* : 3 séries de 15 répétitions - Travaille la portion latérale des deltoïdes.
> *Élévations frontales* : 3 séries de 15 répétitions - Cible les deltoïdes antérieurs.
> *Oiseau buste penché* : 3 séries de 15 répétitions - Sollicite les deltoïdes postérieurs.

Jour 5 : bras

> *Curl biceps* : 3 séries de 10 répétitions - Cible les biceps (les deux têtes).
> *Barre au front* : 3 séries de 10 répétitions - Sollicite principalement les triceps (partie longue).
> *Preacher curl EZ* : 3 séries de 10 répétitions - Cible les biceps, particulièrement la portion brachiale.

- *Extension triceps* : 3 séries de 10 répétitions - Travaille l'ensemble des triceps.
- *Curl prise marteau* : 3 séries de 12 répétitions - Cible le brachial, le brachio-radial, et les biceps.
- *Extension triceps à la corde* : 3 séries de 12 répétitions - Sollicite les triceps, en insistant sur la partie externe.
- *Curl barre EZ* : 3 séries de 20 répétitions - Cible les biceps et les avant-bras.
- *Curl poignets haltères* : 3 séries de 20 répétitions - Sollicite les muscles des avant-bras.

Circuit Abdos

- *Gainage planche frontal* : 1 minute - Sollicite les muscles abdominaux, particulièrement le transverse.
- *Crunch suspendu sur barre* : 12 répétitions - Cible les abdominaux, principalement le grand droit.
- *Gainage latéral* : 1 minute - Travaille les obliques et le transverse.
- *Toes to Bar* : 12 répétitions - Sollicite les abdominaux, le grand droit, les obliques, et les fléchisseurs de la hanche.

2. Activités complémentaires

Cardio à haute intensité :

➤ Séances de 30 à 60 minutes alternant entre musculation et cardio, pour maximiser la combustion des graisses et maintenir une condition cardiovasculaire optimale. Sollicite les muscles des jambes, du tronc, et améliore la condition physique globale.

Boxe et Yoga :

➤ ***Boxe*** : Entraînements de boxe pour améliorer l'endurance, la coordination, et la vitesse. Sollicite les muscles des bras, des épaules, du tronc, et des jambes.
➤ ***Yoga*** : Séances de yoga pour améliorer la flexibilité, la récupération musculaire, et l'équilibre mental. Travaille l'ensemble des muscles du corps, avec un focus particulier sur les muscles stabilisateurs.

3. Principes clés du programme

Musculation avec Volume Élevé :

➤ Les séances de musculation sont conçues pour maximiser le volume musculaire, avec un focus sur les grands groupes musculaires du corps, particulièrement le haut du corps (pectoraux, dos, épaules).

Exercices Fonctionnels :

➢ L'intégration d'exercices fonctionnels tels que les bear crawls et burpees est essentielle pour améliorer l'agilité et la coordination, en plus de la force brute. Sollicite l'ensemble des groupes musculaires du corps, particulièrement les muscles stabilisateurs.

Équilibre entre musculation et cardio :

➢ L'équilibre entre musculation intense et cardio permet de développer une musculature massive tout en maintenant une condition physique fonctionnelle et dynamique.

Ce programme est exigeant et nécessite une discipline rigoureuse. Cependant, il est conçu pour maximiser les gains musculaires et les performances physiques, faisant de Christopher Hemsworth une véritable incarnation du personnage de Thor.

Avantages de l'entraînement fonctionnel

1. *Amélioration de la condition physique globale :* En combinant musculation et cardio, l'entraînement de Hemsworth favorise un équilibre entre force musculaire, endurance et agilité.
2. *Prévention des blessures :* Les exercices fonctionnels renforcent les muscles stabilisateurs, réduisant ainsi les risques de blessures, particulièrement pour ceux pratiquant des sports de haute intensité.
3. *Adaptabilité pour Tous :* Ce type d'entraînement, bien que rigoureux, est adaptable à différents niveaux de condition physique, permettant à chacun de tirer parti des mêmes principes pour améliorer sa forme.

Régime alimentaire de Christopher Hemsworth

Christopher Hemsworth suit un régime alimentaire structuré et rigoureux, adapté à ses besoins de prise de masse musculaire pour ses rôles au cinéma.

Christopher Hemsworth n'est pas particulièrement connu pour suivre un type de jeûne intermittent spécifique. Cependant, son régime alimentaire est organisé autour de plusieurs repas tout au long de la journée, ce qui permet de maintenir un apport constant en nutriments et en énergie. Ce mode d'alimentation est souvent intégré dans les régimes pour soutenir un métabolisme actif et favoriser la croissance musculaire.

Exemple d'un suivi alimentaire quotidien de Christopher Hemsworth

Petit déjeuner :

➢ 1 tasse de flocons d'avoine
➢ 1 banane
➢ Raisins secs
➢ 1 verre de lait écrémé
➢ 4 blancs d'œuf + 1 œuf entier
➢ 50 g de cottage cheese
➢ 1 jus d'orange

Encas du matin :

➢ Cottage cheese
➢ 1 wrap de dinde
➢ Quelques noix
➢ 1 shake protéiné

Snack collation :

➢ Boeuf séché (beef jerky)

Déjeuner :

- ➢ 3 filets de poulet
- ➢ 100 g de riz complet
- ➢ Brocolis
- ➢ 1 tasse de haricots rouges
- ➢ 1 verre de lait sans matière grasse

Dîner :

- ➢ 3 filets de saumon
- ➢ 100 g de quinoa
- ➢ 100 g d'asperges
- ➢ 1 verre de lait écrémé
- ➢ 1 yaourt 0%

Encas du soir :

- ➢ 2 œufs durs
- ➢ 2 tranches de pain complet
- ➢ 1 shake protéiné

Adaptations récemment :

Pour les films *«Avengers 3»* et *«Avengers 4»* , Chris Hemsworth a modifié son régime pour inclure une alimentation à 95 % végétalienne. Cela implique la consommation principalement de protéines végétales, telles que les légumineuses, les céréales complètes, et les substituts de viande à base de plantes. Cette transition vise à maintenir une prise de masse musculaire tout en adoptant une diète plus durable.

Principes du régime alimentaire :

1. *Fréquence des repas :* Le régime de Hemsworth comprend entre 6 et 7 repas par jour. Cette fréquence permet un apport constant en calories et en nutriments, favorisant la croissance musculaire et la récupération.

2. *Protéines de haute qualité :* Les sources de protéines (poulet, saumon, œufs, shake protéiné) sont essentielles pour la réparation musculaire et le développement. Les protéines végétales sont également intégrées pour varier les sources tout en respectant des choix alimentaires plus écologiques.

3. *Glucides complexes :* Les glucides comme le riz complet, le quinoa, et les flocons d'avoine fournissent l'énergie nécessaire pour les séances d'entraînement intensives et soutiennent la performance physique.

4. *Graisses saines :* Les noix et les huiles présentes dans les aliments comme le saumon contribuent aux besoins en graisses essentielles pour la santé globale.

5. *Hydratation :* Le lait écrémé et les shakes protéinés assurent un apport en calcium et en protéines, tout en aidant à l'hydratation et à la récupération.

En suivant ce régime alimentaire structuré et diversifié, Christopher Hemsworth parvient à maintenir un physique impressionnant et à optimiser ses performances pour ses rôles au cinéma. Ses choix alimentaires reflètent un équilibre entre développement musculaire, performance physique, et santé globale.

Christopher Hemsworth incarne non seulement un super-héros à l'écran, mais aussi un modèle d'excellence physique et de discipline. Son approche sportive et diététique, combinant force, agilité et alimentation équilibrée, démontre comment une méthodologie bien structurée peut transformer un corps et optimiser les performances. Ces principes sont non seulement applicables aux acteurs de cinéma mais également à toute personne cherchant à améliorer sa santé, sa forme physique, et son bien-être général.

Ce programme alimentaire est strictement structuré autour de l'objectif de construire et maintenir une musculature puissante tout en maximisant la perte de graisse corporelle grâce au jeûne intermittent. Les repas sont soigneusement planifiés pour fournir une abondance de protéines, des glucides complexes pour l'énergie, et des graisses saines pour la récupération musculaire, avec une attention particulière à l'hydratation et à la supplémentation. Ce régime, combiné à l'entraînement intensif de

Chris Hemsworth, lui permet de maintenir un physique digne d'un super-héros tout en soutenant sa santé globale.

Michael B. Jordan : Puissance et Explosivité

Michael B. Jordan est une figure incontournable à Hollywood, né 9 février 1987 à Santa Ana en Californie aux États-Unis. Il est connu non seulement pour son talent d'acteur mais aussi pour son impressionnante transformation physique dans des rôles tels que Adonis Creed dans la série *Creed* et Erik Killmonger dans *Black Panther*. Cette transformation, qui a captivé le public, a nécessité une discipline extrême tant au niveau de l'entraînement physique que de la nutrition, sous la direction de son coach personnel Corey Calliet .

Exemple d'un programme d'entraînement hebdomadaire de Michael B. Jordan

Le programme d'entraînement de Michael B. Jordan est réparti sur six jours par semaine, avec un mélange de musculation, d'entraînement cardio, et de sessions de boxe.

Jour 1 : Entraînement du haut du corps (pectoraux, épaules, triceps)

➢ *Développé couché* : 4 séries de 8 à 12 répétitions - Sollicite principalement les pectoraux, ainsi que les triceps et les deltoïdes antérieurs.

➤ **Développé incliné avec haltères** : 4 séries de 8 à 12 répétitions - Cible le haut des pectoraux, les deltoïdes antérieurs, et les triceps.

➤ **Élévations latérales** : 4 séries de 12 à 15 répétitions - Travaille la portion latérale des deltoïdes (épaules).

➤ **Dips** : 4 séries au maximum de répétitions possibles - Sollicite les triceps, les pectoraux inférieurs, et les deltoïdes antérieurs.

➤ **Extensions triceps à la poulie** : 4 séries de 12 répétitions - Cible les triceps, en particulier la portion longue.

➤ **Superset : push-ups (3 séries au maximum) + burpees (3 séries de 10 répétitions)** - Les pompes sollicitent les pectoraux, les triceps et les deltoïdes, tandis que les burpees activent l'ensemble du corps, y compris les quadriceps, les ischio-jambiers, les fessiers, et le tronc.

Jour 2 : Cardio et HIIT (High-Intensity Interval Training)

➤ **Circuit de HIIT : Alternance de sprint sur tapis roulant (30 secondes) et marche rapide (1 minute) pendant 20 minutes** - Sollicite les muscles des jambes, du tronc, et améliore la condition cardiovasculaire.

- ➤ *Rameur :* 15 minutes à intensité élevée - Travaille l'ensemble du corps, en particulier les dorsaux, les biceps, les quadriceps, et les abdominaux.
- ➤ *Corde à sauter :* 4 séries de 3 minutes - Cible les mollets, les quadriceps, les épaules, et améliore la coordination.
- ➤ *Entraînement en circuit : Squats, Jumping Jacks, Mountain Climbers (3 séries de 20 répétitions chacun)* - Sollicite les quadriceps, les fessiers, les mollets, les épaules, et le tronc.

Jour 3 : Entraînement du bas du corps (jambes, fessiers)

- ➤ *Squats :* 4 séries de 8 à 12 répétitions - Sollicite les quadriceps, les fessiers, et les ischio-jambiers.
- ➤ *Soulevé de terre :* 4 séries de 8 répétitions - Cible les ischio-jambiers, les fessiers, les lombaires, et les trapèzes.
- ➤ *Leg press :* 4 séries de 12 répétitions - Travaille les quadriceps, les fessiers, et les ischio-jambiers.
- ➤ *Fentes avec haltères :* 4 séries de 12 répétitions par jambe - Sollicite les quadriceps, les fessiers, et les ischio-jambiers.

- ➤ *Extensions des mollets* : 4 séries de 20 répétitions - Cible les muscles des mollets (gastrocnémien et soléaire).
- ➤ *Sprint* : 5 séries de 30 mètres - Travaille les quadriceps, les mollets, les ischio-jambiers, et améliore l'explosivité.

Jour 4 : Entraînement de boxe

- ➤ *Échauffement avec la corde à sauter* : 10 minutes - Cible les mollets, les quadriceps, les épaules, et améliore la coordination.
- ➤ *Travail au sac lourd* : 6 rounds de 3 minutes - Sollicite les muscles des bras, des épaules, du tronc, et des jambes.
- ➤ *Mitts (paos) avec le coach* : 6 rounds de 3 minutes - Cible les mêmes groupes musculaires que le sac lourd, avec un accent sur la précision et la technique.
- ➤ *Entraînement au sac de vitesse* : 6 rounds de 3 minutes - Sollicite les muscles des bras, des épaules, et améliore la rapidité et la coordination.
- ➤ *Abdos spécifiques à la boxe : 4 séries de 25 répétitions de Russian twists + 4 séries de 20 répétitions de crunchs inversés* - Cible les obliques, le grand droit de l'abdomen, et les fléchisseurs de la hanche.

Jour 5 : Entraînement du haut du corps (dos, biceps, abdos)

- ➤ *Tractions* : 4 séries au maximum de répétitions possibles - Sollicite les dorsaux, les biceps, et les deltoïdes postérieurs.
- ➤ *Rowing avec haltère* : 4 séries de 8 à 12 répétitions - Cible les dorsaux, les rhomboïdes, les trapèzes, et les biceps.
- ➤ *Curl biceps à la barre* : 4 séries de 12 répétitions - Travaille les biceps, particulièrement les deux têtes (longue et courte).
- ➤ *Curl incliné avec haltères* : 4 séries de 12 répétitions - Cible les biceps, en mettant l'accent sur la tête longue.
- ➤ *Enroulement vertébral (Leg raises)* : 4 séries de 15 répétitions - Sollicite les abdominaux inférieurs et les fléchisseurs de la hanche.
- ➤ *Planche (plank)* : 4 séries de 1 minute - Cible l'ensemble des muscles du tronc, en particulier le transverse de l'abdomen.

Jour 6 : Entraînement de boxe et cardio

- ➤ *Échauffement : 5 minutes de course légère* - Sollicite les jambes, et prépare le corps pour l'entraînement à venir.
- ➤ *Shadow boxing :* 4 rounds de 3 minutes - Travaille les muscles des bras, des épaules, du tronc, et améliore la coordination et la rapidité.
- ➤ *Entraînement sur sac lourd :* 8 rounds de 3 minutes - Cible les mêmes groupes musculaires que le travail au sac lourd, avec un accent sur la puissance et l'endurance.
- ➤ *Sprint sur tapis roulant :* 5 séries de 1 minute à haute intensité - Sollicite les quadriceps, les mollets, les ischio-jambiers, et améliore la capacité cardiovasculaire.
- ➤ *Cool-down :* Étirements dynamiques et statiques pour favoriser la récupération - Travaille sur la flexibilité et la prévention des blessures.

Jour 7 : Repos ou récupération active

- ➤ *Yoga ou étirements profonds :* 30 à 60 minutes - Sollicite l'ensemble des muscles pour améliorer la flexibilité et favoriser la récupération.
- ➤ *Massage ou bain froid :* Pour favoriser la récupération musculaire - Aide à détendre les

muscles sollicités pendant la semaine et à réduire les inflammations.

Points clés du programme sportif :

1. *Volume et intensité* : Le programme de Michael B. Jordan se distingue par un volume d'entraînement élevé, avec des séances intenses qui combinent musculation, cardio, et entraînement de boxe. Les séances sont conçues pour optimiser la prise de masse tout en maintenant une condition physique excellente.

2. *Entraînement fonctionnel* : L'intégration d'exercices de boxe, de HIIT, et de musculation classique permet non seulement de développer la musculature mais aussi d'améliorer la coordination, l'agilité et la capacité à effectuer des mouvements explosifs.

3. *Spécificité du rôle* : Les séances de boxe sont essentielles pour le rôle d'Adonis Creed, permettant à Michael B. Jordan de paraître crédible à l'écran tout en réalisant les mouvements typiques d'un boxeur professionnel.

4. ***Récupération*** : Le repos actif, incluant le yoga et les étirements, est une composante clé pour prévenir les blessures et permettre au corps de récupérer entre les séances intenses.

Le programme sportif de Michael B. Jordan, conçu pour son rôle dans *Creed*, est un exemple de ce que l'on peut atteindre avec de la discipline, un programme bien structuré, et un encadrement professionnel. Ce programme est spécifiquement adapté à ses besoins d'acteur incarnant un boxeur, combinant musculation, cardio intensif, et techniques de boxe pour obtenir un physique impressionnant et fonctionnel.

Programme alimentaire quotidien

Pour atteindre et maintenir son impressionnante forme physique, notamment pour son rôle dans *Creed*, Michael B. Jordan suit un régime alimentaire strict et calibré, conçu pour maximiser la prise de masse musculaire tout en maintenant une faible teneur en graisse corporelle.

Objectifs du programme alimentaire :

1. ***Prise de masse musculaire :*** Consommer suffisamment de protéines et de calories pour favoriser l'hypertrophie musculaire.

2. ***Réduction de la masse grasse :*** Maintenir une composition corporelle faible en gras tout en augmentant la définition musculaire.

3. ***Optimisation de l'énergie :*** Fournir au corps l'énergie nécessaire pour supporter les séances d'entraînement intenses et les longues journées de tournage.

Exemple d'un suivi alimentaire journalier de Michael B. Jordan

Michael B. Jordan répartit ses apports nutritionnels sur six repas quotidiens pour assurer une assimilation continue des nutriments. Voici un exemple détaillé de son programme alimentaire sur une journée :

Repas 1 : Petit-Déjeuner

➢ *80 g de flocons d'avoine :* Source de glucides complexes pour un apport énergétique durable.
➢ *200 g de riz basmati cuit :* Glucides pour alimenter les muscles en glycogène.
➢ *6 blancs d'œuf et 1 œuf entier :* Riches en protéines, les œufs sont essentiels pour la construction musculaire.

Total : 750 calories, 100 g de glucides, 50 g de protéines

Repas 2 : Collation Matinale

➢ *80 g de flocons d'avoine :* Fournit une source stable de glucides.
➢ *30 g de whey protein :* Protéines rapidement absorbées pour maintenir une synthèse protéique constante.

Total : 400 calories, 50 g de glucides, 30 g de protéines

Repas 3 : Déjeuner

- ➤ *200 g de blanc de poulet :* Source principale de protéines maigres pour le maintien et la croissance des muscles.
- ➤ *120 g de dinde hachée :* Renforce l'apport en protéines.
- ➤ *200 g de riz basmati cuit :* Glucides pour l'énergie.
- ➤ *1 patate douce :* Glucides complexes et fibres pour une énergie prolongée.
- ➤ *100 g de brocolis :* Apport en fibres, vitamines, et minéraux.

Total : 900 calories, 100 g de glucides, 90 g de protéines

Repas 4 : Collation d'Après-Midi

- ➤ *200 g de tilapia (poisson blanc) :* Protéines maigres et faibles en matières grasses.
- ➤ *120 g de dinde hachée :* Source supplémentaire de protéines.
- ➤ *200 g de riz basmati cuit :* Pour reconstituer les réserves de glycogène.
- ➤ *1 patate douce :* Apport en glucides et fibres.

Total : 900 calories, 90 g de glucides, 80 g de protéines

Repas 5 : Pré-entraînement

➤ *80 g de flocons d'avoine :* Glucides pour l'énergie pendant l'entraînement.
➤ *30 g de whey protein :* Assure un apport rapide en acides aminés avant l'effort.

Total : 400 calories, 50 g de glucides, 30 g de protéines

Repas 6 : Dîner

➤ *200 g de blanc de poulet :* Apport en protéines pour la récupération et la réparation musculaire nocturne.
➤ *120 g de dinde hachée :* Complément de protéines.
➤ *100 g de brocolis :* Source de fibres, de vitamines, et d'antioxydants
➤ *1 cuillère à soupe d'huile d'olive :* Graisses saines pour favoriser la satiété et la santé cardiaque.
➤ *Noix de coco râpée :* Pour ajouter des fibres et des graisses saines.

Total : 700 calories, 10 g de glucides, 80 g de protéines

Bilan Nutritionnel Quotidien

→ *Total Calories :* Environ 4 050 calories
→ *Protéines :* Environ 360 g
→ *Glucides :* Environ 400 g

Points Clés

1. *Apports en protéines élevés :* Michael B. Jordan consomme environ 360 g de protéines par jour, bien au-delà des recommandations standards. Ce niveau est conçu pour maintenir une hypertrophie musculaire maximale en soutien à ses entraînements intensifs.

2. *Fréquence des repas :* La répartition des apports sur six repas permet une assimilation continue des nutriments, ce qui est essentiel pour un athlète de haut niveau.

3. *Glucides complexes :* Les flocons d'avoine, le riz basmati et la patate douce sont les principales sources de glucides, fournissant l'énergie

nécessaire pour ses séances de musculation et de cardio.

4. *Absence de fruits* : Bien que surprenant, le régime alimentaire se concentre strictement sur les macronutriments essentiels pour la performance et la masse musculaire, avec une absence notable de fruits.

Le programme alimentaire de Michael B. Jordan est conçu pour maximiser la performance physique et la prise de masse musculaire tout en maintenant une composition corporelle maigre. Cependant, il est important de noter que ce régime est extrêmement spécifique à ses besoins et objectifs en tant qu'acteur, et peut ne pas convenir à tout le monde sans ajustements personnalisés.

Jason Momoa : Discipline et Plaisir

Jason Momoa, né le 1er août 1979 à Honolulu à Hawaï aux États-Unis, célèbre pour ses rôles dans *Game of Thrones* en tant que Khal Drogo et *Aquaman*, est non seulement reconnu pour ses talents d'acteur, mais également pour son physique impressionnant. Pour atteindre et maintenir un tel corps, Jason Momoa adopte une approche holistique qui combine une diète stricte, un programme d'entraînement intensif, et des techniques avancées comme le jeûne intermittent et des exercices visant à activer l'autophagie.

Un entraînement intensif

Pour obtenir un corps digne d'un super-héros, Jason Momoa suit un programme d'entraînement spécifique connu sous le nom d'AR-7 (Accelerated Results 7), conçu par son coach Eric Laciste.

La méthode (AR-7) d'entraînement de Jason Momoa se concentre sur un grand nombre de répétitions avec des charges modérées et des temps de récupération extrêmement courts. L'objectif est de maximiser l'intensité de chaque séance tout en réduisant le risque de blessure.

- ➤ *Exercices de base :* 4 à 5 exercices par séance
  - ○ Chaque séance inclut des exercices comme le squat, le développé militaire, le développé couché, les pompes, et les dips.
- ➤ *Tours :* 3 tours par séance
  - ○ *Premier tour :* 7 séries de 7 répétitions avec 7 secondes de repos entre les séries.
  - ○ *Deuxième tour :* 6 séries de 6 répétitions avec 6 secondes de repos entre les séries.
  - ○ *Troisième tour :* 5 séries de 5 répétitions avec 5 secondes de repos entre les séries.
- ➤ *Temps de repos entre les tours :* 1 à 2 minutes
- ➤ *Durée totale d'une séance :* Environ 2 heures, y compris 15 minutes de cardio à la fin de chaque séance.

Exemple d'un programme d'entraînement hebdomadaire de Jason Momoa

Le programme de Jason Momoa est structuré autour de cinq jours d'entraînement intensif par semaine, avec deux jours de repos pour permettre la récupération.

Jour 1 : pectoraux

➢ *Exercices :*
  ○ Développé couché
  ○ Développé incliné
  ○ Développé incliné aux haltères
  ○ Pompes
  ○ Dips
➢ *Objectif :* Développer la force et la taille des pectoraux, tout en travaillant la stabilité des épaules.

Jour 2 : dos

➢ *Exercices :*
  ○ Tractions en prise large (pronation)
  ○ Tractions en prise supination
  ○ Tractions en prise serrée (pronation)
  ○ Tirage horizontal
  ○ Rowing buste penché à la barre
➢ *Objectif :* Renforcer les muscles du dos pour un torse large en V, essentiel pour son apparence physique.

Jour 3 : jambes

➢ *Exercices :*
  ○ Squats au poids du corps
  ○ Soulevé de terre jambes tendues

- Squats avec barre
- Jump squats

➢ *Objectif :* Construire la force et la puissance des jambes tout en améliorant l'explosivité.

Jour 4 : corps entier et ceinture abdominale

➢ *Exercices :*
- Lancé de medicine ball
- Kettlebell swing
- Burpees
- Sauts de grenouille
- Sprints (40 yards)

➢ *Objectif :* Travailler la condition physique générale et la ceinture abdominale pour une meilleure définition et endurance.

Jour 5 : Épaules et bras

➢ *Exercices :*
- Développé militaire
- Dips
- Pompes diamant
- Curls biceps aux haltères
- Extensions triceps aux haltères

➢ *Objectif :* Développer la taille et la définition des épaules et des bras, accentuant ainsi l'aspect super-héros.

Activités supplémentaires

En plus de ses séances d'entraînement en musculation, Jason Momoa intègre des activités physiques supplémentaires dans sa routine quotidienne :

➤ *Escalade :* Jason est un grand passionné d'escalade, une activité qui renforce particulièrement ses avant-bras, ses biceps, et son endurance.

➤ *Vélo :* Il pratique également le vélo pour améliorer son endurance cardiovasculaire.

Avantages du programme de Jason Momoa

1. *Endurance musculaire :* Grâce à la méthode AR-7, Jason développe une endurance musculaire exceptionnelle, ce qui lui permet de maintenir une intensité élevée tout au long de ses séances d'entraînement.

2. *Faible risque de blessure :* En utilisant des charges modérées et en se concentrant sur un grand nombre de répétitions, Jason minimise les risques de blessure tout en optimisant ses gains musculaires.

3. *Adaptabilité :* Bien que son programme soit conçu pour des athlètes expérimentés, certains aspects de la méthode AR-7 peuvent être adaptés pour les personnes cherchant à varier leur routine d'entraînement et à surmonter des plateaux de progression.

Le programme sportif de Jason Momoa, combinant la méthode AR-7 avec des activités complémentaires comme l'escalade et le vélo, est conçu pour développer un physique musclé, endurant et fonctionnel. Pour les personnes souhaitant atteindre des résultats similaires, il est important de suivre un programme structuré et adapté à leur niveau de forme physique, tout en intégrant des exercices variés pour éviter la monotonie et maximiser les résultats.

Exemple d'un programme alimentaire journalier de Jason Momoa

Le programme alimentaire de Jason Momoa, conçu pour soutenir son physique imposant et ses performances intenses à l'entraînement, est à la fois strict et équilibré. Voici un aperçu détaillé de son régime alimentaire quotidien, adapté pour maintenir sa masse musculaire tout en gardant un faible taux de graisse corporelle.

Petit-déjeuner

- ➢ ***Pain complet aux céréales :*** 2 tranches
    - ○ Jason tartine ces tranches avec environ 40 grammes de beurre de cacahuète, ce qui lui fournit une bonne dose de graisses saines et de protéines.
- ➢ ***Miel :*** Une petite quantité pour ajouter une touche de douceur.
- ➢ ***Fruits :*** Pastèque et myrtilles
    - ○ Ces fruits sont riches en vitamines, antioxydants, et hydratants. Ils constituent une source naturelle de glucides pour débuter la journée.

Apport calorique estimé : Environ 500 calories

- → ***Protéines :*** 20 grammes
- → ***Lipides :*** 20 grammes
- → ***Glucides :*** 70 grammes

Déjeuner

- ➢ ***Thon cru frais :*** Environ 200 grammes

- Une excellente source de protéines maigres et d'oméga-3, essentiels pour la récupération musculaire et la santé cardiovasculaire.

➤ *Avocat :* 1 moitié

- Fournit des graisses saines qui favorisent la satiété et l'absorption des nutriments.

➤ *Légumes verts :* Épinards, salade, concombres, etc.

- Riches en fibres, vitamines, et minéraux, ces légumes soutiennent la digestion et l'énergie globale.

➤ *Bière :* 1 pinte

- Bien que peu commun dans un régime alimentaire strict, Jason inclut une bière par jour, probablement pour le plaisir et les glucides supplémentaires qu'elle apporte.

Apport calorique estimé : Environ 680 calories

→ *Protéines :* 35 grammes

→ *Lipides :* 25 grammes

→ *Glucides :* 60 grammes

Collation de l'après-midi

➤ *Steak maigre :* 280 grammes

- ○ Fournit une dose importante de protéines, essentielles pour la croissance et la réparation musculaire.
- ➢ *Huile d'olive :* Un filet pour la cuisson
  - ○ Ajoute des graisses mono insaturées bénéfiques pour la santé cardiaque.
- ➢ *Jeunes pousses d'épinards :* Une belle poignée
  - ○ Pour ajouter des fibres et des micronutriments supplémentaires.

Apport calorique estimé : Environ 500 calories

- → *Protéines :* 45 grammes
- → *Lipides :* 20 grammes
- → *Glucides :* 10 grammes

Dîner

- ➢ *Blanc de poulet :* 280 grammes
  - ○ Une source de protéines maigres, faible en graisses et riche en acides aminés essentiels.
- ➢ *Avocat :* 1 moitié
  - ○ Pour ajouter des graisses saines et prolonger la satiété pendant la nuit.
- ➢ *Pousses d'épinards :* Une autre portion généreuse
  - ○ Pour maintenir une digestion saine et un apport constant en nutriments.

➢ *Bière :* 1 pinte
  ○ Comme au déjeuner, une autre bière est incluse pour compléter les glucides.

Apport calorique estimé : Environ 500 calories

→ *Protéines :* 40 grammes
→ *Lipides :* 25 grammes
→ *Glucides :* 25 grammes

Résumé quotidien

→ *Apport calorique total :* Environ 2 500 calories
→ *Protéines :* 140 grammes
→ *Lipides :* 90 grammes
→ *Glucides :* 165 grammes

Notes sur son régime

→ *Équilibre entre protéines, lipides et glucides :* Le régime de Jason Momoa est conçu pour soutenir un physique musclé et bien défini, avec un apport suffisant en protéines pour la construction musculaire et des graisses saines pour l'énergie et la fonction hormonale.

➜ *Importance des légumes et des graisses saines :* Jason intègre beaucoup de légumes verts et de graisses saines (avocat, huile d'olive) dans son régime, ce qui soutient sa santé globale et ses performances athlétiques.

➜ *Bière :* Contrairement à beaucoup de régimes stricts, Jason inclut de la bière dans son alimentation quotidienne, ce qui montre une approche plus détendue tout en maintenant ses objectifs de performance.

Ce programme alimentaire est spécifiquement adapté à ses besoins énergétiques et à ses objectifs physiques. Pour une personne lambda, certaines adaptations pourraient être irrésistibles, surtout en ce qui concerne la consommation de bière, qui n'est pas nécessaire pour atteindre des résultats similaires.

Ces célébrités sont la preuve vivante que discipline, régularité et une approche bien pensée peuvent transformer le corps et améliorer la santé de manière spectaculaire. Que ce soit à travers le jeûne intermittent pour activer l'autophagie ou des entraînements spécifiques pour sculpter un physique impressionnant, ses méthodes sont accessibles à quiconque désire améliorer son bien-être et sa forme physique. Les bénéfices de ces pratiques vont au-delà de l'apparence physique, favorisant une meilleure santé à long terme et un mode de vie plus équilibré.

Même si vous ne préparez pas un rôle de superhéros, vous pouvez tirer des leçons précieuses du régime et de l'entraînement de Jason Momoa, Michael B. Jordan, Christopher Hemsworth, Dwayne Johnson, Hugh Jackman, Khloé Kardashian, Jennifer Lopez, Mark Wahlberg, Halle Berry, Jennifer Aniston ou bien d'autres célébrités et personnes inspirantes. L'intégration du jeûne intermittent dans votre mode de vie peut être un moyen efficace de contrôler votre poids et de favoriser la santé cellulaire. Un programme de musculation structuré ou combiné à une alimentation saine et riche en nutriments peut, non seulement, vous aider à développer une force physique et une endurance remarquables, mais aussi et surtout; vous autoréparer et vous réinventer chaque fois que vous activiez l'autophagie en vous. En fin de compte, la clé de la fontaine de jouvence, de la santé, de la beauté et de la longévité, réside dans la régularité, la discipline, et une approche bien équilibrée entre l'entraînement, la nutrition et le repos.

Conclusion

L'autophagie, bien plus qu'un simple mécanisme biologique, s'impose aujourd'hui comme une véritable révolution dans le domaine de la santé et du bien-être. En activant ce processus naturel, nous avons entre nos mains un outil puissant, capable de transformer radicalement notre qualité de vie. L'autophagie permet non seulement de préserver notre organisme, mais aussi de l'optimiser, en éliminant les cellules endommagées et en régénérant nos tissus, garantissant ainsi une santé optimale et une longévité accrue.

L'activation de l'autophagie, qu'elle soit induite par le jeûne, l'exercice physique intense ou d'autres pratiques, ouvre la voie à une multitude de bénéfices inestimables. Elle favorise la réduction des graisses corporelles, l'amélioration de la masse musculaire, et une endurance physique exceptionnelle. Ce processus contribue également à la prévention des maladies dégénératives, à l'amélioration de la sensibilité à l'insuline, et à une récupération physique optimale. En d'autres termes, l'autophagie est le secret pour conserver une jeunesse éclatante et une vitalité à toute épreuve, des atouts qui, jusqu'à présent, semblaient réservés à un idéal inaccessible.

Pourtant, malgré ses bienfaits indéniables, l'autophagie reste encore trop peu exploitée. Cette intelligence biologique dort en chacun de nous depuis des millénaires, attendant simplement d'être réveillée pour révéler tout son potentiel. Sa méconnaissance nous prive d'une opportunité inédite : celle de redécouvrir notre corps, de comprendre et de maîtriser les mécanismes naturels qui peuvent prolonger notre vie en pleine santé.

Il est important de comprendre que l'autophagie n'est pas une simple tendance ou une mode passagère. Elle constitue une découverte scientifique majeure, qui offre une perspective nouvelle et durable sur la manière dont nous pouvons prendre en main notre santé et notre avenir. En intégrant cette pratique dans notre quotidien, nous ne faisons pas qu'améliorer notre bien-être; nous réinventons notre mode de vie pour qu'il soit en harmonie avec les besoins fondamentaux de notre organisme.

Enfin, ce livre est une invitation à repenser notre relation avec notre corps, à exploiter ses capacités naturelles pour vivre non seulement plus longtemps, mais aussi de manière plus dynamique, plus robuste, et en pleine possession de nos moyens. L'autophagie est une chance unique que l'humanité commence tout juste à entrevoir, et qui, si elle est pleinement saisie, pourrait transformer notre approche de la santé et du bien-être pour toujours.

Du fond du coeur

Je tiens à vous remercier sincèrement pour le temps que vous avez consacré à lire ce livre. Une fois encore, vos impressions, réflexions et témoignages sont inestimables, car ils enrichissent non seulement ce travail, mais aussi l'expérience de ceux qui suivront vos pas. Chaque retour, chaque mot partagé, contribue à éclairer le chemin pour d'autres lecteurs en quête de bien-être et de vitalité.

Merci infiniment pour votre précieuse contribution.

Dr. Stephens Fung

Table des Matières